Marilyn Diamond

LA COCINA
DE LA ANTIDIETA

Introducción de
Harvey Diamond

Ilustraciones de
Marilyn Diamond

EDICIONES URANO

Argentina - Chile - Colombia - España
México - Venezuela

Título original: *A New Way of Eating*
Editor original: Warner Books, Inc., N. York
Traducción: Montserrat Serra

© 1987 *by* Diamond Fit for Life, Inc.
© 1989 *by* EDICIONES URANO, S.A.
        Aribau, 142, pral. - 08036 Barcelona
        info@edicionesurano.com

ISBN: 978-84-86344-70-2
Depósito legal: B-52.705-2007

Fotocomposición: Autoedición F.D., S.L.
Muntaner, 217 - 08036 Barcelona
Impreso por I.G. Puresa, S.A.
Girona, 206 - 08203 Sabadell (Barcelona)

Impreso en España - Printed in Spain

Índice

INTRODUCCIÓN

Yo estaba convencido de que para disfrutar de una comida exquisita debía ir a un restaurante cuyo *chef* tuviera un apellido impronunciable. Por otra parte, no se me había ocurrido que existiese la posibilidad de disfrutar de una comida sana y a la vez exquisita. Pero Marilyn me demostró que ambos supuestos eran erróneos.

Cuando la conocí, Marilyn ya tenía amplia experiencia en alta cocina, pues había viajado mucho y estudiado con diversos maestros. Mi experiencia, también muy amplia, se centraba en el arte de comer. Conscientes de que la dieta desempeña un papel importantísimo en nuestra salud, deseábamos poder crear platos que fueran a un tiempo fáciles de preparar y una delicia para el paladar; pero además, esos alimentos debían satisfacer los requerimientos de nuestro cuerpo y procurarnos salud y bienestar.

Marilyn, que es un genio de la cocina, puso manos a la obra perfeccionando unos platos sabrosísimos que a *mí* me tocaba probar; sólo un niño a quien llevan a una juguetería asegurándole que puede quedarse con todo lo que le apetezca podría haber sido más feliz.

Casi no podía creerme que aquella deliciosa comida que saboreaba me ayudara a mantenerme sano sin recuperar los kilos de más que había conseguido perder. He probado todas las recetas que propone este libro, y cuando ustedes lo hayan hecho, verán por qué estoy tan entusiasmado. Marilyn y yo estamos muy satisfechos de haber puesto estas recetas al alcance de todo el mundo.

Les ofrecemos unos platos deliciosos: apetitosos a la vista, gustosos al paladar y buenos para la salud. Tienen todas las ventajas imaginables. ¡Que ustedes los disfruten!

PRÓLOGO

Hoy se habla cada vez más de los peligros que entrañan determinados alimentos y de la importancia de cultivar hábitos alimentarios correctos a fin de evitar las enfermedades y de mantenerse en un estado de salud óptimo. La gente va dándose cuenta de que debe introducir cambios en su dieta, pero existe tal cúmulo de informaciones contradictorias respecto a la nutrición que muchas personas se preguntan qué cambios específicos deben efectuar en su modo de comer, y cómo realizarlos. Escribí este libro a modo de complemento práctico del volumen *La persona totalmente sana: defensa de la salud*, en el que mi esposo Harvey trataba de resolver las contradicciones que plantea el tema de la dieta y sus efectos sobre la salud. Mi libro pretendía, a su vez, dar respuesta a las preguntas que hacía mucha gente sobre *cómo* cambiar su modo de nutrirse. Más tarde, los principios sencillos desarrollados en ese libro se concretaron en el programa que hemos llamado la antidieta. Muchos de ustedes, que ya han leído *La antidieta*, conocen estos principios básicos, pero como creemos que cuando una información es nueva, mediante la repetición se perfecciona, un breve repaso hará sin duda que el presente libro les sea más útil.

Al leerlo se han de tener en cuenta varios principios de dietética, el primero de los cuales se refiere a introducir en su dieta una cantidad suficiente de *alimentos ricos en agua*. Los únicos alimentos que contienen este elemento vital son las frutas y las verduras en su estado natural. Uno de mis objetivos al escribir este libro fue ayudar a la gente a incorporar a su dieta esos alimentos vegetales de alto contenido acuoso. Comprenderán mejor la importancia de esta incorporación si consideran que este planeta, lo mismo que nuestro cuerpo, está predominantemente constituido por agua y que, por consiguiente, si queremos preservar nuestra salud y armonía, también nuestra dieta debe consistir en alimentos predominantemente compuestos de agua.

El segundo principio en que se basa esta obra es el de la *combinación adecuada de alimentos*. Las recetas que he creado para este libro tienen por objeto enseñar al lector a preparar e ingerir sus alimentos de modo que éstos no se estorben mutuamente al pasar por el sistema digestivo. Se hallarán muchos ejemplos de cómo preparar y combinar correctamente los alimentos para que el cuerpo pueda digerirlos rápida y eficientemente sin provocar pesadez después de la comida. El cuerpo recibirá así el máximo sustento de las comidas, pues los alimentos no se pudrirán en el tubo digestivo antes de que éste pueda absorber las sustancias nutritivas. La combinación adecuada de los alimentos es esencial para gozar de buena salud. Una vez aprendido el modo de combinar acertadamente los ingredientes de sus comidas, usted se asombrará de cuán ligero y a gusto se sentirá.

El tercer principio importante en que insisto en este libro es el *consumo correcto de la fruta*. Tomada con acierto, la fruta es el alimento de mayores propiedades limpiadoras, pues ayuda a eliminar las obstrucciones y residuos que el cuerpo ha ido acumulando a lo largo de años debido a la escasa ingestión de alimentos de contenido acuoso, a la mala combinación de los alimentos y a la falta de ejercicio.

Si usted se ha propuesto recuperar la salud y el peso idóneo, este libro le ayudará a hacer los cambios dietéticos necesarios para lograr este objetivo. Para algunas personas, esta transición podrá efectuarse en un tiempo relativamente corto, para otras será un logro a largo plazo, pero lo que importa no es avanzar con rapidez sino ir en la dirección adecuada.

En todas las recetas anotadas a lo largo de las páginas siguientes recomiendo emplear únicamente ingredientes de gran pureza y de la mejor calidad, pues si de verdad desea mejorar su estado de salud y rebajar de peso, debe evitar los alimentos manipulados que contienen conservantes y aditivos químicos. Para disfrutar de los beneficios de una alimentación saludable debe utilizar los ingredientes más frescos, auténticos (es decir, sin refinar) y de mejor calidad que pueda conseguir en el mercado.

A partir de ahora, si quiere planear una dieta equilibrada, procure compensar los alimentos cocidos con otros frescos y naturales ricos en agua. Siempre se ha de consumir una mayor cantidad de alimentos *no cocidos* y de alto contenido acuoso (zumos recién exprimidos, frutas y ensaladas). A eso me refiero cuando hablo de dieta equilibrada. En cuanto a la teoría dietética llamada «de los cuatro grupos de alimentos», la rechazamos por considerarla una hipótesis anticuada y fisiológicamente errónea, que se presentó a la opinión pública más para satisfacer determinados intereses comerciales que por sus efectos positivos en la salud de las personas. Que durante décadas mucha gente se haya regido por la norma que aconseja consumir carne, productos lácteos, cereales y fruta o verdura en todas las comidas para «equilibrar» la dieta ha dado como resultado que un alto porcentaje de la población padezca un exceso de peso y que cada año se gasten gran cantidad de dinero en medicamentos que alivian las dolencias estomacales y facilitan la digestión. En particular, el énfasis exagerado en el consumo de proteínas animales ha producido en grandes sectores de la población una intoxicación proteínica cuyas manifestaciones más evidentes son: obesidad, celulitis, irritabilidad, depresión y afecciones cutáneas. Es obvio que ha llegado el momento de equilibrar de otra manera nuestra dieta.

Por consiguiente, el lector advertirá que nuestros menús le llevarán a reducir la ingestión de proteínas y productos lácteos y a disminuir el consumo de grasas animales, al mismo tiempo que incrementa la presencia de frutas y verduras en su dieta, como aconseja la dietética actual.

Mi intención al escribir este libro es que el lector viva una aventura dietética descubriendo en su recorrido desde los ligeros zumos de frutas y verduras, tan útiles para limpiar el organismo, hasta auténticos festines a base de empanadas, tartas y pastelillos de verdura. Hay manjares para todos los gustos. Mientras escribía este libro pensaba en las muchas personas que preguntaban: «¿Cómo puedo hacer una dieta de frutas y verduras que no resulte aburrida?», y ponía todo mi empeño en no decepcionarlas. El lector que esté familiarizado con *La antidieta* encontrará aquí recetas similares, aunque en general más sencillas. La mayoría de las que siguen son recetas muy simples que inventé hace algunos años, cuando empecé a organizar una cocina basada en ingredientes ricos en agua y correctamente combinados. Al revisar este libro para publicarlo en 1987, he decidido dejarlo tal cual está a fin de que cumpla su misión original, la de servir de manual sencillo y manejable, de modo que el lector que quiera poner en práctica los principios dietéticos lo utilice como guía. Por consiguiente, esta obra es algo más que un libro de cocina: las recetas son meras ilustraciones de los principios, y cada lector puede adaptarlas a sus gustos y estilo de vida personales. Los comentarios que nos han llegado de los miles de personas que han leído este libro afirman que constituye un complemento muy útil al programa expuesto en *La antidieta*, lo que nos convence de su permanente vigencia. Este libro es un vivo testimonio de los primeros años en que Harvey y yo trabajábamos en este programa alimentario y muchos de los platos que yo preparaba para nuestro consumo se basaban en un nuevo concepto dietético. Recuerdo con nitidez el entusiasmo de Harvey cuando yo le presentaba platos nuevos y variados a base de verduras. Yo me sentía muy complacida y llena de estímulo. Lo que el lector encontrará en este libro es una especie de diario de cocina, compuesto en los años en que me dedicaba a desarrollar un nuevo modo de alimentarse. Ahora este itinerario va a ser el suyo. Para recorrerlo puede emplear todo el tiempo que desee pues sabe de cierto que está en el buen camino. Y, por favor, disfrute de la experiencia, pues nosotros desde luego nos lo pasamos muy bien y seguimos haciéndolo, ya que los pasos que conducen a una salud envidiable son una tarea que nunca puede darse por finalizada.

¡CUIDADO CON LOS ALIMENTOS ACIDIFICANTES!

Muchos de los alimentos que tomamos de manera rutinaria producen el efecto perjudicial de acidificar el organismo. Y un organismo ácido es un organismo insalubre. El delicado revestimiento interior del aparato digestivo sufre constantemente una agresión cáustica, y por ello el cuerpo, en su perenne afán de mantener la integridad, retiene grandes cantidades de agua destinadas a diluir esos ácidos para proteger los órganos vitales. Por tanto, el primer efecto visible de la acidez en el organismo es la retención de agua, con el consiguiente abotagamiento e hinchazón de brazos y muslos, lo que comúnmente se llama celulitis. Otras consecuencias de la acidificación son: caída del cabello, encanecimiento y bolsas oscuras bajo los ojos. La merma de la visión y del oído, la pérdida de calcio en dientes y huesos y una tensión nerviosa exagerada son asimismo manifestaciones de un exceso de acidez.

Esta acidificación del cuerpo tiene causas flagrantes: la carne, el café, las bebidas alcohólicas, los productos lácteos, los frutos secos tostados o fritos, la fruta cocida y todos los productos tratados químicamente, como el azúcar refinado, la harina sin salvado y todos los alimentos que contienen conservantes. Además, el tabaco produce gran cantidad de ácidos en el organismo. No es una casualidad que no incluyamos ninguna de estas sustancias en la dieta cuyo fin es conseguir una SALUD perfecta. Pero indicamos alternativas deliciosas para sustituirlas y sugerimos varios modos de evitar el envejecimiento prematuro que es el resultado de la acidificación. Los zumos de frutas y de verduras frescas neutralizan los ácidos, pues alcalinizan los jugos digestivos. Aunque muchas frutas son clasificadas como ácidas, dentro del cuerpo se convierten en alcalinas. Sólo se vuelven

ácidas si se las cocina o se las ingiere con otros alimentos o inmediatamente después. Siguiendo las recomendaciones que
ofrecemos en este libro, el lector podrá evitar la acidificación y
aprenderá a neutralizarla cuando se produzca. Cuando incluya
en su dieta alimentos que formen ácidos, como la carne y los
productos lácteos, ya sabrá el modo de combinarlos con otros
ingredientes para disminuir sus efectos perjudiciales.

LA COCINA
DE LA ANTIDIETA

1

ZUMOS FRESCOS

La energía natural

Los zumos de frutas y verduras frescas son los ingredientes básicos de la dieta llamada «de eliminación», colaboran en pro de su bienestar. Los zumos de fruta son alimentos portadores de energía concentrada, y su azúcar natural tiene la virtud de remover y arrastrar consigo los desechos acumulados y las sustancias tóxicas. Los jugos de verduras aceleran el proceso de eliminación y aportan los elementos necesarios para una sana renovación de la sangre, los huesos y los tejidos. Tomar zumos frescos equivale a recibir un enorme provecho a cambio de un gasto mínimo de energía corporal.

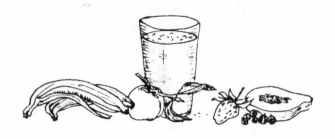

Los zumos de frutas y verduras frescas son elementos muy útiles para conseguir la SALUD. Por poco que le sea posible, cómprese una licuadora, pues considerando que gracias a ella obtendrá zumos enormemente beneficiosos para su salud, este maravilloso aparato es relativamente barato.

Ninguno de los zumos preparados que se encuentran en el mercado puede compararse con un zumo recién hecho. Los zumos no pueden guardarse pues a cada minuto que pasa van perdiendo sus elementos vitales, de modo que si se quiere aprovechar todos sus beneficios, el zumo ha de consumirse nada más exprimirlo. Evite tomar zumos pasteurizados, pues las altas temperaturas que tal proceso exige han desnaturalizado sus componentes y en consecuencia acidifican el organismo.

Los zumos de frutas y verduras trabajan conjuntamente para aportarnos bienestar. Los zumos de frutas remueven y eliminan las toxinas acumuladas. Sus azúcares naturales concentrados nos proporcionan energía vital y aceleran el proceso de eliminación. Los zumos de verduras nos aportan los elementos indispensables para la sana renovación de la sangre, los huesos y los tejidos.

Siempre que pueda, no tome más que zumos de frutas o frutas frescas durante la mañana. Aunque nos han hecho creer que es preciso ingerir un copioso desayuno para tener energía durante la mañana, el sentido común debe dictarnos que la energía necesaria para digerir ese desayuno copioso tiene que salir de alguna parte. Pues bien, procede de la reserva de energía vital de que disponemos, que no es ilimitada. Por eso suele ocurrir que dos horas después de desayunar, la gente «se muere» por una taza de café para poder seguir trabajando. Es porque han empleado toda su energía en hacer la digestión. Por otra parte, los zumos de frutas y las frutas enteras aportan al cuerpo una energía auténtica. Durante la digestión, todo lo que hemos comido debe transformarse en glucosa. El zumo de frutas es fructosa, y el proceso de transformación de fructosa a glucosa exige al cuerpo poquísima energía. Por eso decimos que los zumos de frutas nos proporcionan energía auténtica, o sea azúcar natural instantáneo que el cuerpo puede utilizar de inmediato.

Si no bebemos más que zumos de frutas durante la mañana, evitamos al cuerpo el trabajo de digerir un desayuno más pesado, ahorrando energía vital que podremos emplear en otras actividades importantes. (Incluso ese desayuno «ligero» compuesto únicamente de café y tostadas exige del cuerpo una gran cantidad de energía para la digestión, pues el café es muy indigesto y una sola taza tarda veinticuatro horas en pasar por los riñones). Si durante la mañana le apetece tomar algo más sólido que el zumo, coma únicamente fruta. Una vez haya cambiado su desayuno habitual por un desayuno compuesto por zumos o frutas, se quedará sorprendido al comprobar la cantidad de energía adicional de que dispondrá durante la mañana. También comprobará que empieza a perder el exceso de peso con que viene batallando desde hace tiempo. Si durante la mañana sólo consumimos zumos o frutas frescas, nuestro cuerpo puede emplear la energía que no malgasta en la digestión en eliminar el exceso de peso.

Cualquiera de los frutos detallados a continuación son aptos para confeccionar zumos que serán fuente de limpieza y de energía:

Manzana. No es necesario mondarla pero sí quitarle el corazón.

Naranja. Pueden pelarse las naranjas y pasarlas por la licuadora para obtener un zumo espeso y espumoso, o bien partirlas por la mitad y exprimirlas con un exprimidor.

Pomelo. El zumo se prepara igual que el de naranja.

Piña. Quite la corteza y meta la pulpa en trozos en la licuadora. No es preciso quitarle el corazón.

Uva. Ponga cualquier tipo de uva en la licuadora. Las pepitas quedarán retenidas junto con la piel. Como el zumo de uva es muy concentrado, resulta conveniente combinarlo con un cincuenta por ciento de zumo de manzana.

Sandía. Quitar la corteza y las pepitas y cortar la pulpa en

3

trozos para ponerlos en la licuadora. Constituye un zumo muy limpiador y refrescante.

Melón. Quitar la corteza y las pepitas y exprimir la pulpa en la licuadora.

Pueden hacerse muchas combinaciones de zumos de frutas:

Manzana-uva.

Naranja-pomelo.

Piña-naranja.

Sandía-melón.

Si le apetece un zumo más consistente, pruebe el de manzana-plátano o el de piña-plátano. Primero pase el plátano por la licuadora y a continuación la fruta más jugosa para que arrastre la espesa pulpa del plátano. Es una bebida muy alimenticia para el desayuno.

Es preciso tener presente esta importante norma en lo que a los zumos se refiere: consumir siempre los zumos de frutas CON EL ESTÓMAGO VACÍO, pues además de suministrar de inmediato la energía vital, los zumos sirven para lavar o limpiar el aparato digestivo. Si van a parar a un estómago lleno de comida no pueden atravesarlo y fermentan. Por añadidura, el proceso digestivo queda abortado al instante por la dilución de las enzimas digestivas. Esta norma es válida asimismo para los zumos de hortalizas. Hay que dejar pasar al menos dos horas después de una comida para poder tomar un zumo.

Si usted estaba acostumbrado a ingerir alguna bebida alcohólica antes de las comidas, sustitúyala por un vaso de zumo de frutas u hortalizas frescas. Esta bebida abre los conductos digestivos, facilitando la digestión de los alimentos. El alcohol es causa de envejecimiento debido a los ácidos y a la fermentación que produce en el aparato digestivo. En cambio, gracias a su acción limpiadora y a que aportan elementos esenciales para regenerar los tejidos, los zumos de frutas y verduras tienen un efecto rejuvenecedor.

He aquí algunos zumos de verduras excelentes:

Zanahoria. Es quizás el más importante de todos los zumos de hortalizas y constituye la base de todos los demás que recomiendo. No hace falta pelar las zanahorias, basta con lavarlas bien y quitarles el tallo. No preste oídos a la gente mal informada que asegura que el jugo de zanahoria le da un tono anaranjado a la piel. Es posible que al empezar a ingerir grandes cantidades de zumo de zanahoria las palmas de las manos se le tiñan de un ligero tono amarillento, pero eso se debe al proceso de limpieza del hígado, que va perdiendo el exceso de bilis. Esa coloración temporal producida por la bilis desaparece en cuanto ésta es arrastrada por la circulación sanguínea. Ese ligero tinte no tiene nada que ver con la carotina contenida en las zanahorias y es, de hecho, una señal de que usted está recobrando la salud o mejorando su estado general.

Zanahoria-apio. La proporción de estas dos hortalizas debe ser tres cuartas partes de zanahoria y una de apio. Este es un zumo muy importante durante la época de transición a su nueva dieta, pues la alta alcalinidad del apio neutraliza el exceso de ácidos que contiene su cuerpo de resultas de la contaminación ambiental, del tabaco, alcohol, café, azúcar y de todos los alimentos manipulados. Si usted está tratando de prescindir de la carne o del café, pero aun así los ha consumido durante una comida o cena, al día siguiente no olvide tomar un buen zumo de zanahoria-apio con el estómago vacío para neutralizar la acidez. También conviene tomar este zumo para neutralizar los ácidos resultantes de la ingestión diaria de productos lácteos. Si está intentando dejar de fumar, un hábito que vuelve extremadamente ácida la química del cuerpo, beba zumo de zanahoria-apio, y si pretende sustituir su dieta de consumidor de carne por una dieta vegetariana, es recomendable que beba a diario por lo menos un gran vaso de este zumo.

Zanahoria-apio-espinaca-lechuga. Las proporciones de las hortalizas que componen este zumo son las siguientes: dos partes de zumo de zanahorias por una del zumo de las tres hortalizas restantes. Este zumo tiene un gran efecto limpiador (laxante), pues el ácido oxálico orgánico que contienen las espinacas facilita la acción peristáltica de los intestinos. Si padece de estreñimiento, este zumo le ayudará muchísimo. El apio es una fuente natural de cloruro sódico y le ayudará a reducir su consumo de sal, mientras que si tiene ocasión de pasar una larga temporada en un clima caluroso, el zumo de apio le ayudará a soportar el calor.

Zanahoria-pepino-remolacha. Las proporciones ideales de esta mezcla son las siguientes: ocho partes de zumo de zanahorias por tres de zumo de pepino (pelado) y una de zumo de remolacha.

Combinado de zumo de hortalizas. Puede combinar en las proporciones que más le agrade todos o algunos de los siguientes ingredientes: zanahoria, apio, tomate, espinacas, perejil, pimiento verde o rojo, lechuga, pepino o remolacha.

Sean cuales sean sus hábitos alimentarios, los zumos de frutas y hortalizas frescas pueden ser una parte importante de su régimen. Asegúrese de ingerir convenientemente estos zumos, es decir, *con el estómago vacío,* y nunca durante o inmediatamente después de las comidas. Los zumos de frutas son los limpiadores del organismo, y los zumos de hortalizas son los constructores y regeneradores del cuerpo. Al añadirlos a su dieta, notará de inmediato sus efectos positivos.

LOS BATIDOS... RESULTAN DIVERTIDOS

Los batidos son una mezcla de frutas trituradas en una batidora. Como incluyen la pulpa, resultan más espesos que los zumos y por consiguiente sacian más. A los niños les encantan, de modo que sería beneficioso sustituir en su alimentación los batidos en que entra la leche, causante de la formación de mucosidades, por batidos compuestos únicamente de fruta, que limpian por dentro y dan energía.

Todas las frutas pueden combinarse para confeccionar un batido, aunque por lo general se utiliza uno o dos plátanos para darle una consistencia más espesa. Los plátanos pueden ser frescos o congelados. Si prefiere utilizarlos congelados, quíteles la cáscara, métalos en una bolsa de plástico y déjelos unas cuantas horas en el congelador. Las recetas siguientes sirven para hacer ciertos batidos muy populares, pero desde luego no son las únicas posibles. Invente usted mismo sus recetas con sus frutas preferidas.

BATIDO DE MANZANAS-DÁTILES

2 plátanos, frescos o congelados
2 manzanas, mondadas y sin el corazón

6

De 2 a 4 dátiles grandes sin la semilla
1 taza de zumo de manzana recién hecho

Mezclar todos los ingredientes en la batidora hasta que formen una crema líquida.

BATIDO DE FRESONES-PAPAYA

6 o 7 fresones, frescos o congelados
1 papaya, desprovista de la corteza
1 plátano (puede ser congelado)
1 taza de zumo de naranja recién hecho

Mezclar todos los ingredientes en la batidora hasta que formen una crema líquida.

BATIDO DE ALBARICOQUE-MELOCOTÓN

2 melocotones, sin el hueso, con o sin piel
2 albaricoques, sin el hueso
2 plátanos frescos o congelados
1/2 taza de zumo de naranja o manzana recién hecho

Mezclar todos los ingredientes en una batidora hasta que formen una crema líquida.

BATIDO DE BAYAS

1 taza de bayas (moras, arándanos, frambuesas, grosellas, etc.)
2 melocotones, pelados o no, sin sus huesos
1 plátano congelado
1 taza de zumo de naranja o de manzana

Mezclar todos los ingredientes en la batidora hasta que formen una crema líquida.

2

FRUTAS Y ENSALADAS DE FRUTAS

Los agentes limpiadores del organismo

«Un día sin fruta es un día sin sol», pero la fruta nunca debe ingerirse junto con otros alimentos. Tomada sola y con el estómago vacío, puede pasar directamente a los intestinos, donde se digiere. Consumida de este modo, la fruta es el alimento que menos engorda y más limpia. Contiene más agua que ningún otro comestible y sus azúcares actúan como un detergente, arrastrando y eliminando los excesos almacenados y los desperdicios que atascan el cuerpo.

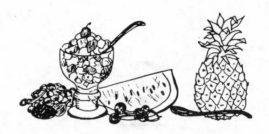

FRUTAS Y ENSALADAS DE FRUTAS

Como norma, la fruta debe comerse sola. Al llevar sus propias enzimas digestivas, pasa rápidamente a través del estómago y se digiere en los intestinos. Con la excepción de los plátanos, aguacates y frutos secos, todas las frutas pasan directamente a los intestinos. Pero si se consumen con otros alimentos, su rápida digestión se ve impedida y fermentan en el estómago, que no es el lugar que les corresponde, y donde producen flatulencia y acidez.

Por desgracia, mucha gente está convencida de que la fruta engorda, y la causa de este lastimoso error está en que cuando comen fruta no lo hacen en el momento adecuado y además la suelen tomar con otros alimentos. La fruta, si se toma sola y *con el estómago vacío*, es el manjar que menos engorda y el que más limpia. Contiene más agua que ningún otro alimento, cosa importantísima, y además, sus azúcares naturales actúan como un detergente en el aparato digestivo, arrastrando consigo las sobras y los desperdicios acumulados. Si usted está tratando de lavar su aparato digestivo por medio de la fruta, no cometa el error de atiborrarse de otros alimentos antes de ingerirla. Cuando se sienta vacío (como por la mañana) y tenga ganas de comer, *lo primero que ha de tomar* es fruta (o zumo de fruta), para que ésta sea la primera en pasar por el organismo y limpiarlo.

Existe tal variedad de frutas que preparar con ellas una ensalada es una experiencia que siempre puede entrañar un elemento de sorpresa. Siempre que le sea posible, compre fruta cultivada por medios naturales y que no haya sido rociada con pesticidas. Aunque esta clase de frutas no siempre son de forma homogénea ni resultan perfectas a primera vista, suelen tener mejor sabor y textura que las producidas en serie.

Es posible que algunas de las frutas que cito a continuación no se encuentren en su región. Mi consejo es que adquiera fruta del lugar y del tiempo, pues siempre será más fresca la que en ese momento y allí esté en sazón. Ocurre, por ejemplo, que la mayoría de las manzanas que se venden en primavera han estado almacenadas desde el otoño. De cualquier modo, una ensalada de frutas no necesita más que tres o cuatro clases distintas de fruta para resultar deliciosa.

Tenga cuidado de no combinar la ensalada de frutas con ningún otro alimento. Para ello, prepárela en cantidad suficiente para constituir por sí sola una colación satisfactoria. Comiendo una buena ensalada de frutas para desayunar se sentirá admirado al ver cuánta energía le proporciona. No puede compararse con la «marcha» que le da el café tomado por la mañana y que constituye un estímulo artificial y nocivo para el cuerpo. La aceleración que uno nota después de beber una taza de café es de hecho un síntoma de la actividad que desarrolla el cuerpo para desembarazarse de una sustancia que le resulta perjudicial.

Una copiosa ensalada de frutas es la comida o la cena perfecta para los meses calurosos del verano. Si alguna vez le apetece tomar algo además de la macedonia, puede añadir a su comida, por ejemplo, tostadas o pastelillos de harina integral o salvado, pero siempre consumiéndolos *después* de la macedonia. *Nunca debe tomar fruta o macedonia después de una comida.* Si lo hiciera se privaría de sus efectos limpiadores, y a menos que su cuerpo esté totalmente insensibilizado por años y años de malos tratos, seguramente hará una mala digestión y sentirá molestias debido a la fermentación de la fruta en el estómago.

FRUTAS DE PRIMAVERA Y VERANO PARA MACEDONIA

Albaricoques	Higos	Moras
Arándanos	Kakis	Nectarinas
Cerezas	Kiwis	Plátanos
Ciruelas y ciruelas pasas	Mangos	Piña
Frambuesas	Melocotones	Sandía
Fresones	Melón	

Puede combinar cualquiera de las frutas propuestas. Aunque es más conveniente comer el melón solo, sin mezclarlo con otras frutas, puede ocurrir que al empezar a cambiar su dieta a usted le apetezca añadir melón a su macedonia. Pero a medida que sus papilas gustativas vayan adquiriendo sensibilidad, seguramente le sabrá mejor el melón solo que acompañado de ninguna otra fruta.

Ciertas frutas veraniegas son deliciosas como salsa para acompañar la macedonia. Es cuestión de triturarlas con la batidora y una vez convertidas en un puré líquido, bañar con él las frutas troceadas. Las siguientes frutas son las más indicadas para hacer salsa:

Fresa-papaya	Mango-papaya
Fresa-plátano	Papaya-higo
Melocotón-albaricoque	Plátano-melocotón
Mango	

Puede probar otras mezclas de frutas para la salsa. También el zumo de naranja recién hecho constituye una excelente salsa.

FRUTAS DE OTOÑO E INVIERNO PARA MACEDONIA

Ciruelas y ciruelas pasas	Mandarinas	Peras
Dátiles	Manzanas	Plátanos
Higos e higos secos	Naranjas	Pomelos
Kakis	Papayas	Uvas y uvas pasas
Kiwis		

Las pasas constituyen un elemento importante en las macedonias de otoño e invierno, pues aportan azúcar de fruta concentrado, menos fácil de encontrar en las frutas de invierno que en las de verano.

Las peras trituradas con la batidora constituyen una salsa estupenda para las macedonias de invierno; también puede combinar plátanos con peras y uvas.

Sea parco al utilizar los frutos secos (higos secos, uvas y ciruelas pasas), pues son muy concentrados y se tiende a abusar de ellos. Es aconsejable remojarlos un ratito antes de consumirlos para que recobren algo de humedad. Si añade frutos secos a la macedonia, trínchelos primero.

Las recetas para confeccionar macedonias de fruta pueden ser infinitas, pero a continuación se detallan algunas de las que han tenido más éxito.

MACEDONIA DE FRUTAS «TROPICAL»

1 naranja grande
1 mango grande y maduro (o 2 o 3 pequeños)
1 papaya
¼ kilo de fresones
1 manzana (para que la macedonia quede crujiente)
2 plátanos
1 taza de piña fresca a trozos
1 cucharada sopera de coco recién rallado

Pele la naranja y córtela en rodajas. Pele el mango y separe la pulpa del hueso. Corte la papaya por la mitad y quítele las semillas antes de quitarle la piel, luego parta la pulpa en trozos. Parta los fresones. Pele la manzana, quítele el corazón y trocéela. Añada los plátanos en rodajas y los trozos de piña. Mezcle las frutas en un cuenco de buen tamaño espolvoreándolas con el coco rallado. Esta macedonia le hace a uno sentir, dondequiera que se encuentre, inmerso en un paisaje de palmeras y acariciado por brisas suaves.

¡Recuerde que ha de consumir la macedonia con el estómago vacío! Si estas frutas tropicales no son de consumo habitual donde usted vive, seguramente las encontrará en una tienda especializada. Aunque su precio sea alto, quedará compensado por el placer que le darán y por los beneficios que aportarán a su organismo. Las cantidades están calculadas para una comida o cena de dos personas o incluso para un desayuno-almuerzo de fin de semana.

MACEDONIA DE FRUTAS CON KIWI

    2 o 4 kiwis, según sea su tamaño
    1 pera grande
    ¼ kilo de fresones
    1 naranja grande
    1 tazón de uvas despepitadas y partidas
        por la mitad
    1 papaya
    1 plátano grande
    1 cucharada sopera de coco recién rallado

Pele los kiwis y córtelos en rodajas. Monde la pera y córtela en trozos después de quitarle el corazón. Parta los fresones. Pele la naranja y córtela en rodajas. Añada las uvas. Parta la papaya por la mitad, quítele las semillas y la piel y pártala en pedazos. Añada el plátano en rodajas. Mezcle bien todas las frutas en un cuenco de gran tamaño, espolvoreándolas con el coco rallado. Es una cantidad suficiente para el desayuno o la comida de una o dos personas.

MACEDONIA DE FRUTAS DE INVIERNO

    2 plátanos
    2 manzanas frescas
    1 pera grande
    2 mandarinas
    1 naranja grande
    1 kaki grande y maduro
    $1/2$ taza de uvas pasas previamente remojadas en
        agua caliente durante $1/2$ hora

Pele y trocee los plátanos. Monde las manzanas, quíteles el corazón y pártalas en trozos. Pele la pera, quítele el corazón y trocéela. Añada las mandarinas en gajos. Pele la naranja y córtela en rodajas. Agregue el kaki que, si está maduro, deberá formar una salsa espesa. Añada las uvas pasas y mézclelo todo en un cuenco grande. Es suficiente para dos personas.

ADVERTENCIA
SOBRE LA FRUTA COCIDA

A medida que vaya leyendo las recetas de este libro, advertirá que en ninguna de ellas se menciona la fruta cocida. «Pero ¿qué tiene de malo la fruta cocida?», preguntará. ¡Todo! La fruta, en su estado natural, es sin duda el manjar que más limpia internamente y el que más contribuye a vivificar su organismo. Pero cuando su composición orgánica ha sido alterada por el calor, pierde sus propiedades benéficas y se vuelve acidificante. El ácido degenera todo cuanto toca, y el ácido presente en el cuerpo de resultas de unos hábitos dietéticos inadecuados perjudica grandemente a nuestros órganos internos, tan delicados. A nadie se le ocurriría verterse una sustancia ácida sobre la piel. Del mismo modo, es importante que no expongamos nuestros órganos internos a la dañina acción de los ácidos.

Mucha gente comete el error de considerar que las frutas causan acidez porque algunas están clasificadas como frutas agrias. Sin embargo, *todas* las frutas son alcalinas una vez ingeridas y su acción consiste en neutralizar los ácidos presentes en nuestro cuerpo debido a nuestros hábitos alimentarios malsanos. Las frutas sólo se vuelven ácidas si se las cuece. En este caso, en lugar de contribuir a equilibrar la química de nuestro interior, únicamente agravan la situación. Por consiguiente, háganos caso y coma fruta en abundancia, pero *jamás fruta cocida*.

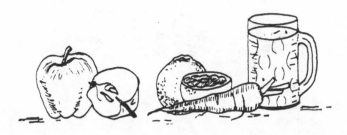

ADVERTENCIA
SOBRE LOS FRUTOS SECOS

Los frutos secos son un alimento tan concentrado que requieren que nuestro aparato digestivo esté muy limpio para que el cuerpo pueda extraer de ellos el máximo beneficio. Es tan corriente que mucha gente «se pase» al comer frutos secos que por eso no recomendamos su inclusión en casi ninguno de los regímenes llamados «de transición». Si no le es posible conformarse con un puñadito de frutos secos al día, es mejor que no los pruebe. Cuando se abusa de ellos el aparato digestivo se ve sobrecargado y así sus propiedades alimenticias se pierden casi por completo.

Los frutos secos se han de comer siempre crudos, pues una vez tostados o fritos su composición orgánica queda alterada y por lo tanto producen ácidos en el organismo. Entre ellos los más nutritivos son las almendras. Deben evitarse los cacahuetes pues no son frutos secos sino legumbres que resultan muy perjudiciales cuando están tostadas por su acción enormemente acidificante y su bajo contenido de agua.

Si desea comer frutos secos hay dos maneras muy recomendables de prepararlos. Una de ellas es consumirlos con pepino o apio, como único plato de una comida ligera o tentempié, o convertirlos en leche triturándolos en la batidora con cuatro partes de agua por cada parte de frutos secos.

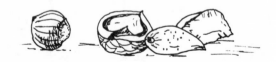

3

ENSALADAS DE HORTALIZAS

El material de construcción con que reparamos nuestro organismo

«Coma al día una ensalada y nunca enfermerá de nada.» Convertirse en adicto a la ensalada es uno de los pasos decisivos en el camino hacia su nueva dieta. Excepto las frutas jugosas, ningún otro alimento es tan rico como las hortalizas en el agua necesaria para el óptimo funcionamiento digestivo y para evitar el exceso de peso.

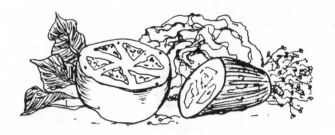

LA ENSALADA BÁSICA DIARIA

Las cantidades indicadas corresponden a un gran plato de ensalada, suficiente para 2 o 3 personas.

1 lechuga (romana, francesa, rizada, escarolada,
   etc. o una mezcla de ellas)
1 manojo de espinacas (opcional)
2 o 3 tomates
1 pepino
2 o 3 tazas de brotes de alfalfa, trébol, lentejas, girasol,
   soja, etc.

Lave y escurra la lechuga y las espinacas. Corte la lechuga en trozos y colóquelos en una ensaladera. Pique menudas las espinacas y añádalas a la lechuga. (Las espinacas se digieren mejor cuando están picadas.) Corte en trozos los tomates, pele y corte en rodajas el pepino y añádalos a la ensalada. Añada los brotes.

Los brotes frescos son el elemento más importante en las ensaladas. En la página 69 de su obra *Survival into the 21st Century*, Viktoras Kulvinskas especifica: «Los cambios químicos que ocurren en el proceso de germinación de las semillas activan una poderosa producción de enzimas jamás sobrepasada en las etapas posteriores del crecimiento. Esta rica concentración de enzimas induce un aumento de la actividad enzimática de nuestro metabolismo que favorece la regeneración del curso sanguíneo y los procesos digestivos.»
Si desea obtener los brotes más frescos posibles, puede cultivarlos en casa. Se trata de un proceso que sólo dura cuatro días,

20

y requiere un germinador grande con tapa de alambre tejido, que suele encontrarse en las tiendas especializadas en alimentos naturales. La alfalfa, las lentejas y la soja son los brotes de cultivo más fácil; seguramente podrá comprar las semillas en el mismo establecimiento que el recipiente, donde le darán indicaciones simples de seguir.

Su nueva dieta debe incluir diariamente una ensalada básica en cualquiera de las comidas. La ensalada básica casa muy bien con las proteínas (carne, aves, pescado, huevos, queso, frutos secos o semillas) y con los hidratos de carbono (pan, granos y patatas). Es el acompañamiento perfecto para los platos sencillos o más complicados hechos de verduras. La ensalada básica combina muy bien con muchas de las ensaladas más pesadas cuyas recetas daremos en esta sección.

Tomar una ensalada diaria es enormemente importante, pues ningún otro alimento, excepto las frutas jugosas, contiene esa cantidad de agua tan necesaria para el buen funcionamiento del cuerpo y el mantenimiento del peso ideal. Recuerde que nuestro cuerpo está constituido en su mayor parte de agua y que usted se ha propuesto adoptar una dieta hecha de alimentos ricos en agua.

Puede introducir variaciones en su ensalada básica diaria añadiéndole las cantidades que prefiera de las siguientes hortalizas crudas:

Apio
Brécol
Calabacín
Col
Col china
Coliflor
Champiñones
Espárragos (puntas)

Guisantes
Maíz tierno
Rábanos (son irritantes para el aparato digestivo y por consiguiente deben comerse en pequeñas cantidades)
Remolachas
Zanahorias

Estas verduras crudas pueden cortarse en láminas, rallarse o pasarse por una máquina de picar. Añaden sustancia y variación a la ensalada básica cotidiana y la convierten en una sustanciosa comida.

ADEREZO PARA LA ENSALADA BÁSICA

2 o 3 cucharadas de zumo de limón fresco
1/2 a 1/3 taza de aceite de oliva, de cártamo, de sésamo,
    de aguacate o de girasol sin refinar (en tiendas
    dietéticas)

Utilice siempre aceite sin refinar, prensado en crudo, porque es el que se digiere más fácilmente. Los aceites hidrogenados no pueden ser asimilados por el cuerpo y traban el funcionamiento del organismo.

Si lo desea, puede sazonar la ensalada básica con los siguientes aderezos:

1/4 a 1/2 cucharadita de sal marina. Tenga cuidado con la cantidad de sal que consuma, pues sus efectos perjudiciales pueden retrasar su marcha hacia la SALUD. Si le apetece mucho la sal, un modo de mitigar estas ansias es reducir el consumo de féculas. Un exceso de sal en la dieta provoca retención de agua. Sin embargo, es posible utilizar la sal con moderación siempre que sea sal marina natural, mucho mejor que la preparada químicamente llamada «yodada». En todas las tiendas de dietética y en la mayoría de los supermercados encontrará sal marina natural.

1/2 cucharadita de sal de especias, siempre que no contenga aditivos químicos.

De 1 cucharadita a 1 cucharada de tamari, una salsa de soja muy concentrada, que hay que usar con tiento.

1 diente de ajo. Aunque a la mayoría de las personas les parece delicioso el sabor del ajo, hay varias razones por las que no conviene usarlo demasiado. La primera, porque es irritante para las delicadas mucosas del aparato digestivo. Y la segunda, porque sobreestimula las papilas gustativas, haciendo que cada vez necesitemos comidas más fuertes y pesadas. (El mismo efecto producen las cebollas, las escalonias, los chalotes y los puerros.) Pero si desea darle un ligero sabor a ajo a su ensalada, utilice una ensaladera de madera y frote el diente de ajo por su pared interior antes de echar en ella las hortalizas.

De 1/4 a 1 cucharadita de hierbas, que pueden ser frescas o secas. Orégano, albahaca, tomillo, estragón, perejil o lo que se llama «bouquet garni», que es un ramito compuesto de varias hierbas, son las de sabor más agradable. No abuse de ellas hasta el punto de que enmascaren el sabor natural de los demás alimentos. Basta muy poca cantidad de hierbas para notar su gusto especial; lo mejor es desmenuzarlas entre el índice y el pulgar al echarlas en la ensalada, pues al reducirlas a pequeñas partículas su sabor aumenta.

1 o 2 cucharadas de mayonesa. Puede usar mayonesa siempre que desee darle una consistencia cremosa a la salsa de la ensalada, pero ha de cerciorarse de que la mayonesa no contenga azúcar. La mayoría de las mayonesas industriales lleva azúcar, aunque no todas lo incluyan en su lista de ingredientes. En tiendas de dietética y algunos supermercados es posible hallar mayonesas en las que se ha utilizado miel.

De 1/2 a 1 cucharadita de mostaza. Escoja una buena marca si desea añadir mostaza a la ensalada. Lo que ocurre es que casi todas contienen vinagre, y el ácido acético del vinagre suspende la digestión salivar, con lo que retrasa la digestión de las féculas. En consecuencia, procure que la presencia de mostaza en sus comidas sea la excepción y no la regla.

A continuación especificamos otros ingredientes que pueden añadirse a la ensalada.

Aguacate. Es una fruta-verdura que casa muy bien con la ensalada de hortalizas. Todas las variedades de aguacate deben consumirse cuando están ligeramente blandas, pero no demasiado maduras. Si se convierte en puré aplastándolo con un tenedor, el aguacate constituye un aderezo muy rico para la ensalada. Pero, cuidado: los aguacates contienen gran cantidad de aceite natural y muchas personas los hallan pesados si van acompañados de otros aceites, como el de oliva o el de la mayonesa con que se aliña la ensalada.

Queso. La mejor manera de comer queso es combinándolo con la ensalada, que con su alto contenido de agua y su abundancia de enzimas digestivas contrarresta la formación de mucosidades que produce el queso. Los quesos frescos contienen más agua que los secos y deben consumirse de preferencia. Han de evitarse los quesos fermentados, que resultan muy ácidos al ser digeridos. Los de color amarillo tampoco deben consumirse porque están teñidos. Los productos elaborados con leche de cabra son preferibles a los de leche de vaca, ya que la cabra tiene un tamaño más compatible con el del ser humano, y la leche de vaca contiene una proporción enorme de caseína (necesaria por el tamaño de los huesos), que es muchísimo menor en la leche de cabra.

Aceitunas. A ser posible, consuma aceitunas conservadas naturalmente y que no tengan conservantes con ácido láctico. Las aceitunas son una fuente de aceite natural y hacen más nutritiva la ensalada.

Semillas. Girasol, sésamo, calabaza, todas tienen gran riqueza de elementos vitales y conviene añadirlas a la ensalada *siempre que sean crudas.* Una vez tostadas ya no resultan nutritivas sino que forman ácido en el cuerpo. Las semillas son un alimento concentrado y deben usarse en pequeñas cantidades; basta con 1 o 2 cucharaditas en la ensalada diaria.

NOTA IMPORTANTE. Del mismo modo que no recomendamos que añada diariamente aguacate, queso, aceitunas o semillas a la ensalada, tampoco es aconsejable incorporar todos estos ingredientes a la vez, pues son alimentos concentrados cuya digestión toma bastante tiempo. Utilícelos con tiento para nò convertir esta ligera ensalada diaria de efectos limpiadores en una comida pesada e indigesta.

APRENDA A UTILIZAR SU ENSALADA BÁSICA DIARIA

La ensalada básica diaria es una comida completa en sí misma y un excelente acompañamiento para cualquier otro alimento. Sin embargo, lo más importante es usarla como base de su comida principal. A partir de ahora, trate de hacerse a la idea de que sus comidas van a consistir en un solo plato. Bastará con preparar la ensalada básica diaria añadiéndole además lo que le apetezca ese día. Si, por ejemplo, tiene ganas de comer arroz o patatas, agréguelos a la ensalada, y lo mismo puede hacer si desea tomar verduras cocidas al vapor, como brécol, zanahorias, judías verdes o guisantes, y en las cantidades que quiera. También cabe añadirle macarrones, rosbif, pollo o queso. Lo importante es acostumbrarse a que la ensalada constituya el plato principal. Todo lo que usted le vaya a añadir, e incluso sus ingredientes básicos, depende de lo que ese día le apetezca. Pero no olvide combinar adecuadamente los complementos. ¡No ponga carne y patatas en la misma ensalada! Si añade proteínas no añada hidratos de carbono. De este modo, todo lo que usted coma pasará más fácilmente por su aparato digestivo porque el grueso de su comida serán siempre hortalizas crudas.

En las páginas siguientes hallará recetas para comidas formadas por un solo plato. Pero existen innumerables combinaciones, y a medida que vaya acostumbrándose a consumir un plato único de ensalada, descubrirá muchas variaciones que satisfarán su gusto personal. No dude en saborear varios días seguidos la misma ensalada si le gusta y se siente saciado después de comerla. La idea de que nuestra dieta debe ser enormemente variada puede ir cayendo en desuso, porque la variación no tiene nada que ver con la salud. Los animales que viven en libertad, e incluso los que mantenemos en cautividad, se crían perfectamente comiendo diariamente lo mismo durante toda la vida. Los seres humanos somos los únicos que nos sometemos a tanta variedad... y, naturalmente, padecemos asimismo una mayor variedad de enfermedades. Por consiguiente, no se prive de comer muchas veces el mismo plato si éste le apetece, sobre todo si se trata de una ensalada. Cuando su cuerpo requiera un cambio, de la manera más natural empezará usted a pensar en tomar algo distinto.

ENSALADA BÁSICA DIARIA
con aceitunas y trozos de pan integral frito (croûtons)

1 Ensalada básica diaria
Aderezo para la Ensalada básica
½ o 1 taza de aceitunas en pedacitos y deshuesadas
4 rebanadas de pan integral
2 cucharadas de mantequilla
2 dientes de ajo

Prepare la Ensalada básica. Añada el aderezo básico hecho con zumo de limón y aceite de oliva junto con las aceitunas en trocitos. Corte el pan en cubitos. Caliente la mantequilla en una sartén mediana y saltee los ajos, añadiendo a continuación los trozos de pan y removiéndolos continuamente hasta que queden crujientes. Espolvoréelos ligeramente con sal de especias y añádalos a la ensalada, removiéndola a conciencia para que se mezclen bien todos sus ingredientes.

Esta deliciosa ensalada está calculada para 2 o 3 personas. El pan se digiere bien gracias a las hortalizas, pero no agregue proteínas animales porque retrasarían mucho el proceso digestivo. Para la mayoría de las personas, las aceitunas son compatibles con el pan, y en esta ensalada ambos están combinados de un modo que resultan ligeros y digeribles.

ENSALADA BÁSICA DIARIA
con pollo

> 1 Ensalada básica diaria
> Aderezo para la Ensalada básica
> 2 cuartos de pollo
> 2 cucharadas de mayonesa (optativo)

Prepare la Ensalada básica y añada el aderezo. Cocine el pollo a su gusto, pártalo en trocitos, añádalo a la ensalada, mezcle bien con la mayonesa y sírvala.

Esta ensalada constituye una comida completa para 2 personas. Recuerde que no debe agregar ninguna fécula a la ensalada con pollo.

ENSALADA VIGORIZANTE

Después de un día de comer sólo fruta, esta ensalada, finamente cortada, resulta perfecta para la cena. Alimentándose de este modo, usted hará acopio de gran cantidad de energía para su trabajo. Prepárese un gran vaso de zumo de zanahorias-apio-espinacas-lechuga y bébaselo mientras prepara la ensalada, que es simplemente la Ensalada básica diaria con todos sus ingredientes finamente cortados y complementada con zanahoria rallada y aceitunas troceadas.

1 Ensalada básica diaria
2 zanahorias grandes
1 taza de aceitunas rellenas de pimiento
1/2 taza de aceitunas negras
1/4 de taza de ramito compuesto (hierbas para condimento)
 Sal marina, sal con sabor o sustituto de sal
2 cucharadas de zumo de limón recién exprimido
1/2 taza de aceite de oliva sin refinar

Prepare la Ensalada básica cortando finamente sus ingredientes. Ralle las zanahorias lo más finamente posible. Trocee las aceitunas verdes y negras y añádalas a la ensalada, junto con el ramito de hierbas y la sal. Bata el aceite con el limón y eche la mezcla en la ensalada. Remueva bien, cubra la ensaladera y colóquela en el frigorífico durante un cuarto de hora más o menos para que todos los sabores puedan mezclarse.

ENSALADA VIGORIZANTE
en rollitos de chapatis

Los chapatis son unas tortas de pan blandas, anchas y muy delgadas, hechas según una receta que emplean los hunzas del norte de la India, uno de los pueblos más sanos y longevos descubiertos hasta ahora. Si en su región no encuentra chapatis, sustitúyalos por cualquier torta plana de pan integral o pita.

Si algún día necesita algo más consistente que la ensalada, pruébela en rollitos de chapati. Caliente una sartén grande hasta que echando en ella una gota de agua, chisporrotee. Coloque el chapati en la sartén durante unos segundos y después dele la vuelta y caliéntelo por el otro lado también unos segundos. (No debe dejar los chapatis mucho rato en la sartén porque se ponen duros y quebradizos y por consiguiente es imposible enrollarlos.) Deposite una buena ración de ensalada en el centro del chapati y enrolle éste como una tortilla o en forma de empanadilla. La Ensalada vigorizante, al estar finamente trinchada, es ideal para rellenar el chapati, y ambos constituyen un bocado delicioso. Los chapatis son tan ligeros que puede comer tres o cuatro rellenos de ensalada sin que por ello vaya a sentirse «pesado». Sobre todo no añada queso a la ensalada si piensa envolverla en chapatis porque el queso y el pan forman una mezcla incompatible y difícil de digerir.

ENSALADA DE LOS DÍAS DE LLUVIA

Se trata de la Ensalada básica a la que se le añaden verduras cocidas al vapor y que resulta muy nutritiva. Está calculada para 3 o 4 personas y como plato principal.

2 cucharadas de aceite de cártamo sin refinar
2 tazas de judías verdes frescas, cortadas en trozos de 2 o 3 cm.
1 coliflor partida en ramitos pequeños
2 tazas de zanahorias cortadas en juliana
1 cucharadita de arrurruz
1 taza de agua
1 pastilla de caldo vegetal (optativo)
1 cucharadita de orégano
1 Ensalada básica diaria, sin tomate
1/4 de cucharadita de tomillo
Sal marina a discreción
2 cucharaditas de zumo de limón recién exprimido
1/2 taza de aceite de oliva o cártamo sin refinar
1 cucharadita de mayonesa (optativo)

Calentar las 2 cucharadas de aceite de cártamo en un cazo de paredes gruesas. Añadir las judías verdes, la coliflor y las zanahorias y remover hasta que estén bien cubiertas de aceite. Disolver en agua el arrurruz y echarlo sobre las verduras. Agregar el caldo vegetal y el orégano y esperar la ebullición. Continuar removiendo hasta que el caldo se espese ligeramente. Tapar y dejar a fuego lento durante 15 o 20 minutos hasta que las verduras estén tiernas y la salsa espesa.

Mientras se cuecen las verduras, prepare la Ensalada básica diaria. Después agréguele las verduras cocidas junto con la salsa. Añada el tomillo y la sal. Bata con un tenedor el zumo de limón, el aceite y la mayonesa y eche este aliño sobre la ensalada. Remueva bien y sirva sin tardanza.

ENSALADA DE CALABACINES Y ARROZ

Para esta ensalada es conveniente utilizar arroz basmati, que es un arroz blanco sin refinar importado de Pakistán, pero si no lo encuentra, sustitúyalo por arroz integral de grano largo. Procure siempre consumir los granos sin descascarillar, pues así la ensalada resultará más sabrosa y mucho más nutritiva. Esta ensalada está calculada para 3 o 4 comensales y como plato principal.

     2 tazas de arroz basmati
     4 tazas de agua
     2 cucharadas de aceite de cártamo sin refinar
     1 cucharadita de sal marina
 6 u 8 calabacines pequeños
     2 cucharadas de aceite de oliva o de cártamo sin
       refinar
     1 cucharadita de orégano
   1/2 taza de agua
     1 Ensalada básica diaria (con o sin tomates)
     1 taza de aceitunas rellenas de pimiento
   1/2 taza de aceite de oliva o de cártamo sin refinar
     3 cucharaditas de zumo de limón recién exprimido
       Una pizca de tomillo
       Sal marina, sal con sabor o sustituto de sal

Para preparar el basmati, mezcle el arroz, las 4 tazas de agua, las 2 cucharadas de aceite de cártamo y la sal marina en una cacerola de paredes gruesas. Cuando empiece a hervir, remuévalo un poco y tápelo. Déjelo hervir a fuego lento durante 17 minutos. Destape la cacerola, remueva un poco el arroz con un tenedor y déjelo que se enfríe ligeramente. NOTA: No levante la tapadera durante la cocción.

Mientras tanto, prepare los calabacines cortándolos en rodajas. Caliente 2 cucharadas de aceite en una cacerola pesada y eche en ella los calabacines removiéndolos bien para que se recubran de aceite. Agregue el orégano y 1/2 taza de agua. Cuando rompa a hervir, cubra la cacerola y deje que los calabacines sigan cociéndose a fuego lento durante 5 o 10 minutos, o hasta que los note tiernos al pincharlos con la punta de un cuchillo.

Deje que se enfríen mientras prepara la ensalada.

Una vez preparada, incorpórele el arroz basmati y los calabacines. Parta las aceitunas en trocitos y espárzalas por la superficie de la ensalada. Con un tenedor, bata en una taza el aceite y el zumo de limón. Añada el tomillo a la ensalada, y después rocíela con el aderezo bien batido. Sazone con la sal y mezcle bien.

ENSALADA PARA AFICIONADOS A LAS PATATAS

Como su nombre indica, esta ensalada gusta muchísimo a quienes tratan de «desengancharse» de su adicción a las patatas fritas. Las patatas resultan más fáciles de digerir si van acompañadas de hortalizas crudas. Esta ensalada puede consumirse como plato único o bien junto con la ensalada de guisantes y zanahorias si se quiere disfrutar de un festín de ensaladas.

2 cucharadas de aceite de cártamo sin refinar
2 tazas de patatas de buena clase, con piel o sin ella, cortadas en cubos
1 brécol
1 Ensalada básica diaria (con o sin tomates)
1 taza de brotes de soja
1 diente de ajo (optativo)
1 pizca de tomillo, orégano y un ramito de hierbas
2 cucharadas de zumo de limón recién exprimido
1/3 de taza de aceite de oliva o de cártamo sin refinar
1 cucharada de mayonesa
Sal marina, sal con sabor o sustituto de sal

Caliente las 2 cucharadas de aceite de cártamo en una sartén grande. Eche las patatas cortadas en cubitos en el aceite hirviendo y después de reducir la intensidad del fuego saltéelas hasta que estén doradas por el exterior y blandas por dentro. Mientras las patatas se cuecen, quite los tallos más gruesos al brécol y ponga a cocer los ramitos al vapor dentro de una rejilla durante 7 a 10 minutos o hasta que los note tiernos al pincharlos con un cuchillo. No los hierva demasiado ni deje que se pongan blandos. Aparte el brécol y las patatas para que se enfríen un poco.

Prepare la Ensalada básica diaria. Si utiliza ajo, parta el diente por la mitad y frótelo por el fondo de un cuenco grande de madera. Parta la lechuga en trocitos y colóquela en el fondo del cuenco. Pique someramente las espinacas e incorpórelas a la lechuga. Corte los tomates en ocho trozos, y los pepinos en cuadraditos después de pelarlos. Coloque los brotes alrededor del cuenco y los tomates y pepinos en el interior de este círculo. Agregue las patatas y el brécol. Espolvoréelo todo con las hierbas y la sal. Bata el zumo de limón, el aceite y la mayonesa con un tenedor y eche este aderezo en la ensalada. Después de agitarla, sirva de inmediato. Para 2 o 3 aficionados a las patatas.

ROLLITOS DE LECHUGA ROMANA

Esta ensalada se sirve enrollada en grandes hojas de lechuga romana.

> 2 aguacates grandes
> 2 tomates grandes
> 1 pepino
> Sal marina, sal con sabor o sustituto de sal
> 1 cucharada de zumo de limón recién exprimido
> 1 cucharada de cebolla tierna picada (optativo)
> 1 lechuga romana grande

Parta los aguacates por la mitad a lo largo. Quíteles el hueso y extraiga la pulpa con una cuchara. En un recipiente, aplaste la pulpa de los aguacates con un tenedor. Después de pelar el pepino, córtelo en trocitos lo mismo que los tomates, y añada este picadillo a los aguacates. Agregue la sal, el zumo de limón y la cebolla picada y mezcle todo bien. Lave y seque las hojas de lechuga y colóquelas dentro de un gran cuenco de madera formando como una flor. Ponga la crema de aguacate en el centro. Para comer, deposite la crema dentro de una hoja de lechuga y enrolle ésta como si fuera una tortilla.

ENSALADA DE BROTES Y AGUACATE

1 taza de brotes de lentejas
2 tazas de brotes de alfalfa
2 tomates
1 pepino
1 escalonia (optativo)
1 aguacate grande o 2 pequeños
1 diente de ajo (optativo)
2 cucharadas de zumo de limón recién exprimido
Sal con sabor o sustituto de sal

Mezcle los brotes en una ensaladera grande de madera. Trocee los tomates, pele el pepino y córtelo en cuadraditos, añadiéndolos a los brotes. Pique la escalonia y espolvoree con ella las hortalizas. Con ayuda de una cuchara, quíteles la pulpa a los aguacates y aplástela en un pequeño cuenco de madera junto con el diente de ajo machacado. Después añada el zumo de limón y la sal. Finalmente, incorpore los aguacates a las hortalizas mezclando bien todo. Gracias a todos esos brotes, esta ensalada confiere mucha energía. Puede servirse acompañada de bastoncillos de zanahoria y de «chips» de maíz, y constituye una deliciosa comida para dos.

ENSALADA NIÇOISE

    3 zanahorias grandes
7 u 8 patatas nuevas de tamaño medio
  400 g de judías verdes
    2 tazas de guisantes frescos o congelados
    1 brécol
    1 taza de mayonesa (preferible hecha en casa)
  1/2 cucharadita de tomillo
      Sal marina, sal con sabor o sustituto de sal

Cocer al vapor las zanahorias y las patatas enteras hasta que se noten tiernas al pincharlas con la punta del cuchillo, aproximadamente 1/2 hora. Mientras tanto, preparar las otras hortalizas cortando las judías en trozos de 2 cm, pelando los guisantes y separando los ramitos de brécol. Cuando las zanahorias y las patatas estén tiernas dejarlas enfriar y cocer al vapor las judías y los guisantes durante 15 minutos (si los guisantes son congelados, sólo durante los últimos 5 minutos) y luego añadir los ramitos de brécol, continuando la cocción al vapor durante 10 minutos más o hasta que el brécol esté tierno. Durante este rato, parta las zanahorias y las patatas en daditos. Finalmente, mezcle todas las hortalizas en un gran cuenco. Añada la mayonesa, el tomillo y la sal. Remueva bien para que se mezclen todos los sabores. Sirva en platos individuales sobre hojas de lechuga. Acompáñela con tomates cortados en cuartos y rodajas de pepino o bien con la Ensalada básica diaria. Para 4 comensales.

VARIACIÓN: La mayonesa puede sustituirse con 1 taza de Aderezo de hierbas.

ENSALADA DE COL DE LA ABUELA

    1 col
    1 zanahoria grande
    1 pimiento verde pequeño
    2 escalonias
    Zumo de limón recién exprimido
    1 cucharada de miel diluida en $1/2$ taza de agua
    hirviendo (optativo)
1 o 2 tazas de mayonesa
    Sal marina, sal con sabor o sustituto de sal

Ralle la col con un rallador de agujeros grandes o píquela menuda. Ralle la zanahoria con un rallador fino. Pique el pimiento verde y las escalonias. Mezcle bien todas las verduras. Agregue el zumo de limón a la miel diluida en agua hirviendo y viértalo sobre la ensalada. Añada la mayonesa necesaria para que la ensalada adquiera la consistencia cremosa deseada y sazone con la sal. Mezcle bien todos los ingredientes. Esta ensalada de col debe estar varias horas en la nevera antes de servirla. Para 8 comensales.

ENSALADA DORADA DE MAÍZ

   8 mazorcas de maíz
  1/2 kg de tomates
   1 tronco de apio
   1 pepino
  1/2 taza de aceitunas verdes o negras partidas en
    trocitos (optativo)
1/2 o 1 taza de mayonesa
  1/2 cucharadita de cúrcuma o de curry en polvo
    Sal marina, sal con sabor o sustituto de sal

Coloque el maíz en un recipiente especial para cocinar al vapor y déjelo cocer durante 5 o 10 minutos sobre el agua hirviendo. Una vez se haya enfriado ligeramente desprenda los granos de maíz de las mazorcas. Corte los tomates por la mitad, pique el tronco de apio, pele el pepino y córtelo en finas rodajas. Añada al maíz el apio, las rodajas de pepino y las aceitunas troceadas. Mezcle la mayonesa con la cúrcuma o el curry en polvo y después de sazonarla con sal bañe la ensalada con esta salsa. Mezcle bien. Por último, agregue los tomates y antes de servir enfríe la ensalada en el frigorífico. Son de 4 a 6 raciones. Esta ensalada constituye un buen complemento para una cena fría y puede acompañarse de la Ensalada básica diaria.

CHOP SUEY DEL GRANJERO

De niña, mi hija Lisa era muy adicta a los productos lácteos; por eso siempre tenía mucosidades y se sentía «llena». Gracias a esta ensalada logré satisfacer su apetito de productos lácteos evitándole al mismo tiempo los efectos nocivos de dichos alimentos. Cuando la preparaba para ella prescindía de rábanos y escalonias.

1 *lechuga*
4 *tomates*
1 *pepino*
6 *rábanos (optativo)*
1 *tronco de apio*
2 *escalonias (optativo)*
1 *taza de queso fresco o requesón*
  Sal marina o sal con sabor

Cortar en trocitos la lechuga, los tomates y el pepino pelado. Cortar en rodajas los rábanos y el apio, y también las escalonias aprovechando algo de la parte verde. Colocar las hortalizas en un cuenco grande. Añadir el queso, espolvorear con sal, mezclar y servir de inmediato.

Esta ensalada no puede hacerse con anticipación porque se vuelve acuosa, de modo que si la quiere fría, mantenga todos los ingredientes en el frigorífico hasta el momento de prepararla. Las proporciones están calculadas para 4 personas. El Chop Suey del granjero queda muy bien acompañando un gran cuenco de Judías verdes al ajo. Sobre todo no utilice pan ni ninguna otra fécula con esta ensalada, pues al contener queso fresco (proteínas) es incompatible con las féculas.

ENSALADA CÉSAR

Esta ensalada, muy popular, que contiene yema de huevo y queso parmesano, casa muy bien con las verduras, pero muy mal con las féculas debido al alto contenido proteínico de su aderezo.

> 1 *lechuga romana, escarolada o francesa*
> 1 *manojo de espinacas*
> 1 *diente de ajo*
> 1/3 *de taza de aceite de oliva sin refinar*
> *Zumo de 1 limón pequeño recién exprimido*
> 1 *yema de huevo*
> 1 *cucharadita de mostaza de Dijon*
> 1/2 *taza de queso parmesano recién rallado*
> 1/2 *cucharadita de sal marina (optativo)*

Lavar y secar la lechuga y las espinacas, luego cortarlas en trocitos y dejarlas a un lado. En un gran cuenco de madera aplastar el diente de ajo con un tenedor, añadir el aceite de oliva, remover bien y quitar los trocitos de ajo. Agregar el zumo de limón y batir con un tenedor hasta que la mezcla sea cremosa, entonces añadir la yema de huevo y la mostaza y seguir batiendo. Echar 1/4 de taza de queso parmesano, añadir las hortalizas y mezclar bien. Finalmente agregar la sal y el resto de queso parmesano y revolver bien. Para 4 comensales.

ENSALADA DE CHAMPIÑONES Y QUESO SUIZO

Si le apetece mucho comer queso, ésta es una buena manera de consumirlo. Puede sustituir el queso suizo por cualquier otro queso blando como el Munster. Recuerde que, como esta ensalada contiene proteínas, no debe ir acompañada de ninguna fécula sino, por ejemplo, de las verduras variadas al vapor.

> 1 manojo de espinacas
> 1 lechuga romana o escarolada
> 200 g de champiñones frescos*
> 1 taza de aceitunas verdes o negras
> 1/4 taza de apio en juliana
> 200 g de queso suizo
> 2 cucharadas de zumo de limón recién exprimido
> Aceite de oliva sin refinar
> 1 diente de ajo aplastado
> 1/4 cucharadita de sal marina (optativo)
> 1/2 cucharadita de finas hierbas
> 2 cucharadas de mayonesa

* NOTA: Siempre que sea posible, escoja champiñones que tengan la cabeza bien unida al tronco, pues cuando empiezan a abrirse ya no están frescos.

Lavar y secar bien las espinacas y la lechuga, picar las espinacas y cortar la lechuga en trocitos. Pasar brevemente los champiñones bajo el chorro de agua fría. (No hay que lavarlos demasiado porque se reblandecen.) Cortarlos en láminas e incorporarlas a las verduras, agregando también las aceitunas y el apio. Partir el queso en bastoncillos del tamaño de una cerilla y mezclarlo con la ensalada.

Verter el zumo de limón en una taza y añadir el aceite hasta llenar 1/3 de la taza, añadiendo seguidamente el ajo, la sal, el ramito compuesto de hierbas y la mayonesa, batiendo la mezcla con un tenedor hasta que tenga una consistencia espesa y cremosa. Quitar los trozos de ajo y echar este aderezo sobre la ensalada removiéndola bien. Son 4 raciones abundantes de una ensalada deliciosa.

ENSALADA CHINA

200 g de brotes de soja
200 g de guisantes
1 col china pequeña
2 escalonias (optativo)
1 zanahoria
1/4 taza de salsa de soja o algo menos de tamari
2 cucharadas de vinagre de arroz*
1/4 taza de ketchup endulzado con miel
1/2 cucharadita de sal de ajo (o frotar la ensaladera
   con un diente de ajo recién partido antes de
   colocar en ella la ensalada)
1/4 taza de aceite de cártamo sin refinar

* NOTA: Con este vinagre la ensalada queda más picante, pero a medida que va eliminando de su dieta toda clase de fermentos, también será bueno prescindir del vinagre.

Escaldar los brotes y los guisantes en 2 tazas de agua hirviendo hasta que los guisantes estén tiernos pero todavía verdes. Escurrir bien. Cortar finamente la col china y mezclarla con las verduras calientes. Trocear las escalonias, incluyendo un trocito de la parte verde, rallar la zanahoria bien fina y juntarlo todo con las verduras. En un pequeño cuenco, mezclar la salsa de soja, el vinagre de arroz, el ketchup, la sal de ajo y el aceite de cártamo. Verter el aderezo en la ensalada y remover bien. Esta ensalada puede consumirse templada o muy fría, dejándola varias horas en la nevera antes de servir. Constituye una comida satisfactoria si se quiere variar un poco y casa muy bien con los rollitos de verduras. También queda deliciosa enrollada en «tortillas» calientes. Para 3 o 4 comensales.

ENSALADA DE PATATAS NUEVAS

1 kg de patatas nuevas
1/2 taza de apio finamente picado
1 taza de mayonesa
1 cucharadita de mostaza
1/4 cucharadita de sal marina, sal con sabor o
  sustituto de sal
Una pizca de tomillo

Colocar las patatas en un recipiente para cocinar al vapor o en una cacerola de paredes gruesas y dejarlas hervir en sólo 5 cm de agua hasta que al pincharlas con la punta del cuchillo se noten tiernas, aproximadamente 25 o 30 minutos. Una vez se hayan enfriado un poco cortarlas en rodajas o en dados pequeños. No es necesario pelarlas antes ni después de hervirlas pues la piel presta textura a la ensalada. Añadir el apio picado. Mezclar aparte la mayonesa y la mostaza y agregarlas a la ensalada. Finalmente añadir la sal y el tomillo revolviendo bien para que se mezclen todos los sabores. La ensalada sobrante puede guardarse para el día siguiente. Son 6 raciones.

Las patatas son hidratos de carbono i un alimento pesado, y la pequeña cantidad de huevo contenida en la mayonesa hace que esta ensalada no se digiera con rapidez. Para facilitar la digestión, acompañe esta ensalada de patatas con la Ensalada básica diaria y trate de no comer además ningún alimento pesado. *Cuando en su menú figure la ensalada de patatas, ésta debe ser el manjar más pesado de toda la comida.*

ENSALADA DE JUDÍAS VERDES Y PATATAS

Esta ensalada resulta más ligera que la de patatas, sobre todo si se utiliza gran cantidad de judías verdes.

1 Ensalada de patatas nuevas
½ kg de judías verdes

Cocer las patatas al vapor. Cortar las judías verdes en trocitos de 2 a 3 centímetros y mientras se hacen las patatas, cocer las judías al vapor durante 15 o 20 minutos o hasta que se las note tiernas al pincharlas con la punta de un cuchillo. Pasarlas *brevemente* bajo el chorro de agua fría para que queden verdes y tiesas. Mezclar las judías y las patatas y proceder como en la receta de la Ensalada de patatas nuevas. Puede servirse templada o muy fría y queda bien acompañada de la Ensalada básica diaria. Para 6 comensales.

ENSALADA DE GUISANTES Y PATATAS

Se prepara como la Ensalada de judías verdes y patatas, sustituyendo las judías verdes por 2 tazas de guisantes recién desvainados.

ENSALADA DE GUISANTES Y ZANAHORIAS

> 6 zanahorias grandes
> 4 tazas de guisantes recién desvainados (más o menos 1 kilo y medio con vainas), o 1/2 kilo de guisantes congelados
> 1 lechuga romana, rizada o francesa
> 1 taza de mayonesa (para esta receta resulta mejor la hecha en casa)
> 1/4 cucharadita de sal marina, sal con sabor o sustituto de sal
> 1/4 cucharadita de tomillo (optativo)

Cocer al vapor las zanahorias lavadas pero enteras durante unos 20 o 25 minutos o hasta que se noten tiernas al pincharlas con la punta de un cuchillo, y una vez cocidas apartarlas para que se enfríen. Cocer los guisantes al vapor durante 10 minutos y mientras tanto lavar y cortar la lechuga para ponerla a cocer encima de los guisantes durante unos 5 o 10 minutos hasta que los guisantes estén tiernos y la lechuga blanda. (Si los guisantes son congelados, cocerlos con la lechuga durante 5 o 10 minutos.) Cortar las zanahorias en cuadraditos e incorporarlas a los guisantes y la lechuga en una ensaladera grande. Añadir la mayonesa, la sal y el tomillo. Mezclar bien y enfriar ligeramente en la nevera antes de servir. Puede acompañarse con la Ensalada básica diaria. Para 3 o 4 comensales.

ENSALADA DE COL VERDE

> 1 col
> 2 cucharadas de eneldo recién picado o
> ½ cucharadita de eneldo seco
> 2 cucharadas de perejil recién picado
> ¼ taza de mayonesa
> Zumo recién exprimido de 1 limón pequeño
> (aproximadamente 2 cucharadas)
> Sal marina

Rallar o picar finamente la col y colocarla junto con el eneldo y el perejil en un cuenco bastante grande para que resulte fácil mezclar los ingredientes. Aparte, batir la mayonesa con el zumo de limón, vertiendo este aderezo sobre la col. Cubrir la ensaladera y dejar enfriar en la nevera hasta el momento de servir. Puede acompañarse con la Ensalada de tomate y una buena ración de Judías verdes al ajo o de Coliflor al vapor con Salsa de limón y mantequilla.

ENSALADA NÚMERO 1 PARA AMANTES DEL YOGUR

Si desea tomar yogur, lo mejor es acompañarlo de gran cantidad de hortalizas frescas para contrarrestar la mucosidad que el yogur produce en el organismo. Pero la ensalada de yogur no debe combinarse con ninguna fécula porque el yogur es una proteína pesada.

> 2 tazas de brotes de alfalfa frescos
> 1 tomate troceado
> 1 tronco de apio troceado
> 2 cucharadas de perejil fresco picado fino
> 1 diente de ajo
> 1 cucharada de zumo de limón recién exprimido
> 1 taza de yogur (mejor si es de leche de cabra)
> Sal con sabor, sustituto de sal o sal marina

Mezclar los brotes de alfalfa con el tomate y el apio picados, añadiendo el perejil picado. Aplastar con un tenedor el diente de ajo dentro de un cuenco pequeño al que se añadirá el zumo de limón y el yogur para batirlos bien. Quitar de esta salsa los trocitos de ajo y verterla sobre la ensalada, añadiendo la sal y mezclando bien. Esta ensalada constituye una buena colación para quien le guste el yogur, pero no debe combinarse con *ninguna* fécula.

ENSALADA NÚMERO 2 PARA AMANTES DEL YOGUR

2 tazas de brotes de alfalfa frescos
1 taza de espinacas picadas finamente
1 pimiento rojo dulce, cortado en rodajas finas
1 pepino pelado, dividido en cuatro partes y
cortado en rodajitas
1 tomate cortado en trozos
1 diente de ajo
2 cucharadas de zumo de limón recién exprimido
2 tazas de yogur natural
Sal con sabor, sustituto de sal o sal marina

Mezclar todas las hortalizas. En un cuenco pequeño de madera, aplastar el ajo con un tenedor, añadiéndole el zumo de limón y el yogur, y batir bien. Extraer los trocitos de ajo y verter la salsa sobre la ensalada, agregando la sal. Mezclar bien. Son 2 amplias raciones de ensalada para amantes del yogur. No debe mezclarse con ningún tipo de féculas.

GUACAMOLE

1 diente de ajo
2 aguacates maduros de buen tamaño
2 tomates maduros de buen tamaño
1 cucharadita de orégano
Un toquecito de pimienta de Cayena en polvo
(optativo, ya que la pimienta de Cayena puede
irritar los delicados tejidos del aparato digestivo)
Sal con sabor, sustituto de sal o sal marina

Frotar con el diente de ajo el interior de una ensaladera de madera de tamaño mediano. Cortar los aguacates por la mitad, quitarles el hueso y reservarlo, y a continuación extraer la pulpa separándola de la piel con una cuchara y aplastarla bien en la ensaladera. Picar los tomates y juntarlos con el puré de aguacates, añadiendo el orégano, la pimienta de Cayena y la sal. Colocar los huesos de los aguacates en un cuenco profundo y encima depositar el puré o guacamole; los huesos evitan que el guacamole se oscurezca. Servir como salsa, y mojar en ella finos bastoncitos de apio fresco, «chips» de maíz o «chips» de verduras. Para 8 comensales.

ENSALADA DE PASTA AL ENELDO

Si le apetece comer pasta, pruebe, para variar, prepararla en ensalada. Dado que la pasta hecha con harina blanca es poco digerible (como todos los alimentos refinados), es preferible emplear pastas a base de espinacas, pimiento rojo, remolacha, cebolla verde, albahaca, zanahoria o tomate. Hay además una gran variedad de pastas asiáticas (soba, ramen, somen, udon) a base de alforfón, arroz integral, ñames y trigo integral, por mencionar sólo unas cuantas, que tal vez le sea posible encontrar en las tiendas dietéticas o naturistas de su localidad. Si le gusta la pasta, pruebe todas sus variedades, pero sin olvidar la regla de oro: Cuantas más hortalizas le añada, más fácil de digerir será.

½ kg de pasta (coditos, fusili, o cualquier
combinación de ellas)
2 cucharadas de perejil picado
½ taza de apio picado fino
1 ½ taza de tomates troceados
2 tazas de puntas de espárragos ligeramente
sazonados
1 diente de ajo aplastado
¼ a ⅓ taza de aceite de oliva sin refinar
2 cucharadas de eneldo fresco picado
2 cucharadas de albahaca picada
Sal marina, sal con sabor o sustituto de sal

Cocer la pasta siguiendo las instrucciones del paquete, o bien unos 10 minutos si se desea *al dente*. Escurrirla en un colador, lavarla un momento bajo el chorro de agua fría y volver a escurrirla bien. En una ensaladera de buen tamaño, mezclar el perejil, el apio, los tomates y las puntas de espárragos y a continuación incorporar la pasta, moviendo con cuidado. En un pequeño cuenco, preparar el aderezo mezclando el ajo y el aceite de oliva, luego añadir el eneldo fresco y la albahaca y remover. Quitar los trozos de ajo y verter el aderezo sobre la ensalada, sazonando con sal. Revolver a conciencia para combinar bien los sabores. Enfriar en la nevera. Para 3 o 4 comensales aficionados a la pasta.

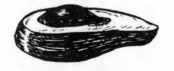

ENSALADA DE TOMATE

Es preferible preparar esta ensalada cuando los tomates están en sazón. Resulta deliciosa cuando hace calor, especialmente si se enfría en la nevera antes de servirla. Casa muy bien con la Ensalada de patatas, la Ensalada de guisantes y zanahorias, la Ensalada de col y toda clase de verduras cocidas al vapor.

4 tomates grandes y jugosos
2 cucharadas de albahaca fresca picada
2 cucharadas de zumo de limón recién exprimido
  Aceite de oliva sin refinar
1 diente de ajo
1 cucharadita de mostaza de Dijon
1/2 cucharadita de finas hierbas
1 pellizco de tomillo
  Sal marina

Lavar y secar los tomates, cortarlos en rodajas finas y colocarlos en una ensaladera grande de cristal. Espolvorearlos con la albahaca. Verter el zumo de limón en una taza y añadir aceite de oliva hasta 1/3 de taza. Partir el diente de ajo en dos o tres trozos y añadirlos al limón y al aceite, agregando la mostaza antes de batir bien con un tenedor. Quitar los trozos de ajo. Espolvorear los tomates con las finas hierbas y el tomillo, sazonar con la sal marina. Verter el aderezo en la ensalada y mezclar bien. Para 2 o 3 comensales.

ENSALADA DE LA PERSONA TOTALMENTE SANA

Esta ensalada es tan depurativa y proporciona tanta energía que le apetecerá comerla varias veces por semana durante la temporada de los aguacates. Es una ensalada muy nutritiva, adecuada para quienes tratan de reducir los condimentos en su dieta.

> 2 tazas de lechuga en trozos
> 1 taza de espinacas picadas
> 1/2 tomate cortado en trozos
> 1/2 taza de brotes de lentejas
> 1 buen puñado de brotes de alfalfa
> 2 cucharadas de zanahoria rallada
> 1/2 aguacate cortado en trocitos
> 1/2 aguacate aplastado en puré
> 1/4 taza de jugo de zanahorias recién hecho

Mezclar todos los ingredientes en el mismo orden de la receta. Para un solo comensal *totalmente sano*.

ADEREZOS PARA ENSALADAS

ADVERTENCIAS QUE NO DEBE OLVIDAR: Utilice siempre zumo de limón recién exprimido al preparar el aderezo para las ensaladas, evitando emplear vinagre siempre que le sea posible, pues el ácido acético interrumpe la digestión salivar y es causa de fermentación en el aparato digestivo. (El cuerpo no absorbe los elementos nutritivos contenidos en los alimentos fermentados.) Trate de elaborar los aderezos con aceites no refinados. Y si añade mayonesa o ketchup, procure que sean sin azúcar y endulzados con miel; seguramente los encontrará en las tiendas dietéticas.

ADEREZO CREMOSO FRANCÉS

2 cucharadas de zumo de limón recién exprimido
Aceite de oliva o de cártamo sin refinar
1 diente de ajo
1/2 cucharadita de finas hierbas
1/4 cucharadita de sal marina, sal con sabor o sustituto de sal
2 cucharadas de mayonesa

Vierta el zumo de limón en un bol y agregue media taza de aceite. Parta en dos el diente de ajo, ensarte ambas mitades en un tenedor y bata con él la mezcla de zumo de limón y aceite. Añada las finas hierbas y la sal, luego la mayonesa y bata el aderezo con el mismo tenedor hasta que adquiera una consistencia espesa y cremosa.

Esta cantidad basta para aderezar una ensalada para 3 o 4 personas.

ADEREZO CHINO

1/4 taza de salsa de soja o algo menos de tamari
2 cucharadas de zumo de limón recién exprimido o
  2 cucharadas de vinagre de arroz integral (optativo)
1/4 taza de ketchup endulzado con miel
1/2 cucharadita de sal de ajo o 1 diente de ajo
  machacado
1/4 taza de aceite de oliva, de sésamo o de cártamo
  sin refinar
1 cucharadita de aceite de sésamo tostado

Mezclar todos los ingredientes y usar este aderezo para aliñar la Ensalada china, o como salsa para verdura frita. La cantidad de aderezo que se obtiene es más o menos 2/3 de taza.

ADEREZO ITALIANO

3 cucharadas de zumo de limón recién exprimido
1/2 taza de aceite de oliva sin refinar
1 cucharadita de orégano seco
  Un pellizco de tomillo
1/2 cucharadita de sal marina, sal con sabor o
  sustituto de sal
1 diente de ajo machacado

Agite todos los ingredientes dentro de una jarra con tapa. Antes de emplear este aderezo manténgalo unas cuantas horas en la nevera para que los sabores se mezclen y domine el del orégano. Salen aproximadamente 2/3 de taza.

NOTA: Si no desea tomar ajo, que por su sabor predispone a consumir alimentos más pesados, simplemente córtelo en trocitos, déjelos macerar en el aderezo, y retírelos antes de aliñar con él la ensalada.

ADEREZO DE AGUACATE

> 1 aguacate maduro
> 1/4 taza de mayonesa (optativo, por cuanto a muchas personas les cuesta digerir el aguacate si va acompañado de otro aceite cualquiera)
> 1 cucharada de zumo de limón recién exprimido
> 1 diente de ajo machacado (optativo)
> 1/2 cucharadita de sal con sabor o sustituto de sal
> 1 tomate finamente picado

Con una cuchara, vaciar el aguacate de su pulpa, colocarla en una ensaladera de madera y reducirla a puré con un tenedor. Añadir la mayonesa, el zumo de limón y el ajo, luego la sal con sabor y finalmente agregar el tomate removiéndolo bien todo. Si se desea un aderezo muy cremoso, mezclar todos los ingredientes mediante una batidora. Sale aproximadamente 1 taza.

ADEREZO CÉSAR

> 1 diente de ajo
> 1/3 a 1/2 taza de aceite de oliva, cártamo o girasol sin refinar
> 2 o 3 cucharadas de zumo de limón recién hecho
> 1 yema de huevo
> 1 cucharadita de mostaza de Dijon
> 1/2 cucharadita de sal marina, sal con sabor o sustituto de sal
> Pimienta negra recién molida a discreción (optativo)
> 1/2 taza de queso parmesano recién rallado

En la misma ensaladera en que piensa servir la ensalada, aplaste bien el ajo con un tenedor, luego añada el aceite, revuelva bien y saque los trocitos de ajo. Agregue el zumo de limón y bata con un tenedor hasta que la mezcla quede cremosa. Eche en ella la mostaza, la yema de huevo, la sal y la pimienta, revolviendo bien. Añada 1/4 de taza de queso rallado, reservando el restante para echarlo directamente sobre la ensalada antes de mezclarla bien. Salen 3/4 de taza más o menos.

ADEREZO DE TAMARI

>   1 diente de ajo
>   1/4 taza de aceite de oliva sin refinar
>   2 cucharadas de zumo de limón recién exprimido
>   1 cucharada de tamari
>   1/4 taza de mayonesa

Cortar el ajo por la mitad y frotar con los dos trozos el interior de la ensaladera. Mezclar todos los ingredientes removiendo bien. Salen aproximadamente 2/3 de taza.

ADEREZO DE MOSTAZA Y CREMA

>   2 cucharadas de zumo de limón recién exprimido
>   1/4 taza de aceite de oliva o de cártamo sin refinar
>   1/2 cucharadita de tomillo
>   1/4 cucharadita de orégano
>   1 cucharada de mostaza
>   1/2 taza de crema de leche

Batir bien el zumo de limón con el aceite y verterlo sobre la ensalada. Añadir las hierbas y mezclar bien. Batir aparte la mostaza con la crema y echar la mezcla en la ensalada, revolviendo otra vez para que se mezclen los sabores. Es suficiente para una ensalada abundante.

ADEREZO PERFECTO A LAS HIERBAS

2 cucharadas de zumo de limón recién exprimido
½ taza de aceite de oliva o de cártamo sin refinar
1 diente de ajo
½ cucharadita de finas hierbas
½ cucharadita de tomillo
½ cucharadita de orégano
½ cucharadita de albahaca
½ cucharadita de sal marina, sal con sabor o
   sustituto de sal

Verter el zumo de limón y el aceite en una jarra o un vaso con tapa de cierre hermético, añadiéndole un diente de ajo partido en dos mitades, según la cantidad de ajo que se desee tomar. Finalmente agregar las hierbas aromáticas y la sal. Cerrar bien el recipiente con la tapa hermética y sacudir el aderezo hasta que se espese ligeramente y todos los ingredientes estén bien mezclados. Extraer los trozos grandes de ajo partido. Este aliño algo picante basta para una ensalada abundante para 1 comensal.

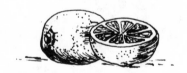

ADEREZO FRANCÉS AUTÉNTICO

1 diente de ajo
1/3 taza de aceite de oliva sin refinar
2 cucharadas de zumo de limón recién exprimido
1 cucharadita de mostaza de Dijon
1/2 cucharadita de finas hierbas
Un pellizco de tomillo
1/4 cucharadita de sal marina, sal con sabor o
sustituto de sal

Aplastar con un tenedor el diente de ajo en una ensaladera grande de madera. Añadir el aceite, mezclar bien y quitar los trocitos de ajo. Añadir el zumo de limón y batir con un tenedor hasta que la mezcla esté cremosa, entonces agregar la mostaza, el ramito de hierbas, el tomillo y la sal, mezclar bien. Echar la ensalada sobre el aderezo, remover bien y servir. Sale aproximadamente 1/2 taza de aderezo.

ADEREZO DE LAS MIL ISLAS

1/2 taza de mayonesa
2 cucharadas de ketchup endulzado con miel
1 cucharada de zumo de limón recién exprimido
1/2 taza de pepino picado o rallado
1/4 cucharadita de sal con sabor o sustituto de sal

Remover conjuntamente la mayonesa y el ketchup. Añadir el zumo de limón, el pepino picado y la sal. Mezclar bien. Para aliñar una ensalada abundante para 1 comensal.

MAYONESA CASERA DE MONSIEUR DUCELLIER

Cuando empezaba a estudiar en la universidad, gracias a un programa de intercambio pasé un verano en Avignon, Francia. Allí me hospedé en casa de una encantadora familia francesa cuyo apellido era Ducellier. El *hobby* del señor Ducellier era la cocina, de modo que una tarde, estando yo sentada junto a él en la cocina, pude aprender el arte de confeccionar la mayonesa casera. Es una tarea que debe realizarse con cariño, y que puede tomar casi una hora. Hacer la mayonesa a mano es una lenta meditación de resultados muy gratificantes, pues además de su excelente sabor, la mayonesa casera no contiene edulcorantes y puede hacerse sin sal.

Para que la mayonesa hecha a mano no se corte, es necesario tener todos los ingredientes a temperatura ambiente y trabajar la emulsión en un mortero o cuenco de cerámica o de vidrio, nunca en un recipiente de metal.

> 2 *yemas de huevo*
> 1 *cucharadita de mostaza de Dijon*
> 2 *cucharadas de zumo de limón recién exprimido*
> 1/2 *cucharadita de sal marina*
> De 1 a 2 *tazas de aceite de oliva sin refinar*

En el mortero o cuenco, mezcle bien las yemas, la mostaza, el zumo de limón y la sal. Coloque el cuenco sobre un paño para que no se deslice al trabajar la mayonesa. Vaya echando en el cuenco el aceite, *gota a gota*, removiendo constantemente con el mazo del mortero o con una cucharita, con un suave movimiento de muñeca que mantenga siempre el mismo ritmo. Continúe vertiendo poco a poco el aceite hasta que la mayonesa se espese de pronto, cosa que no ocurrirá antes de haber gastado la primera taza de aceite. Notará un súbito cambio de consistencia, pues la mayonesa se volverá más espesa y de color más pálido. Cuando la vea de un amarillo tenue y se haya espesado hasta el punto en que la cuchara casi se mantenga derecha, el proceso habrá terminado. Habrá necesitado casi una hora dándole vueltas a la salsa y casi todo el aceite. Cubrir bien y poner en la nevera hasta que vaya a usarla.

La mayonesa casera es especialmente sabrosa. Puede usarse

como salsa para acompañar brécol al vapor o coles de Bruselas. Es un buen sustituto de la mayonesa industrial, sobre todo acompañando la Ensalada de guisantes y zanahorias o la Ensalada Niçoise, y resulta deliciosa añadida a los aderezos de ensaladas y a los emparedados caseros de carne y tomate. Las cantidades indicadas en esta receta sirven para hacer aproximadamente 1 1/2 o 2 tazas de mayonesa.

MAYONESA FÁCIL

Elaborada con esta receta, la mayonesa queda *casi* tan buena como la hecha a mano y toma mucho menos tiempo. No mezcle demasiado rato los ingredientes porque la mayonesa se puede cortar. Todos los ingredientes deben estar a temperatura ambiente.

> 2 *yemas de huevo*
> 1/2 *cucharadita de mostaza en polvo*
> 2 *cucharadas de zumo de limón recién exprimido*
> 1/4 *cucharadita de sal marina*
> 1 *taza de aceite de oliva sin refinar*

Poner las yemas, la mostaza, 1 cucharada de zumo de limón, la sal y 1/4 de taza de aceite en el vaso de la batidora. Batir hasta que todos los elementos se hayan mezclado, aproximadamente 10 segundos. Luego añadir el resto del aceite virtiéndolo en un fino chorrito constante sin dejar de batir, pero sólo hasta que la mayonesa se espese. Entonces añadir la segunda cucharada de zumo de limón y batir unos pocos segundos más. Colocar en la nevera. Sale aproximadamente 1 1/4 taza de mayonesa.

4

SOPAS Y EMPAREDADOS

Caseros, saludables y nutritivos

Los ingredientes han de ser siempre frescos. Utilice mantequilla fresca, aceite sin refinar, verduras frescas y aderezos sin aditivos químicos. El mejor emparedado es aquel cuyos elementos están bien combinados. No emplee proteínas para rellenar sus emparedados. Hágalos con pan integral y verduras frescas, ingredientes todos que le facilitarán la digestión.

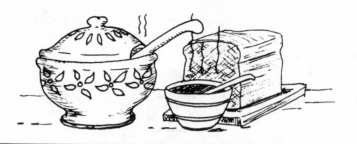

PLATOS PARA LA DIETA DE TRANSICIÓN

La dieta óptima para mantener el control del peso y para obtener salud y vitalidad se compone en su mayor parte de frutas y verduras. Pero debido a los hábitos alimenticios que la mayoría hemos adquirido, es menester cierto tiempo para adaptarse a esta dieta.

En muchos casos es mejor desprenderse *lentamente* de los viejos hábitos; así evitará sentirse frustrado o tenso. Empiece por ir eliminando de su dieta los alimentos nocivos uno a uno, a medida que vaya notando que su organismo ya no los necesita. Cada uno ha de avanzar a su propio ritmo y regirse por sí mismo. Podrá, por ejemplo, prescindir primero del azúcar, después del café, luego de la carne y el alcohol, o tal vez sea capaz de eliminar todos esos elementos a la vez. Pero si experimenta tensión y un sentimiento de insatisfacción después de comer o sigue apeteciéndole probar ciertos alimentos, es probable que se esté apresurando demasiado.

Algunas personas que conozco dejaron bruscamente de consumir «comida rápida», carnes rojas, productos lácteos, alcohol y café e inmediatamente experimentaron un nuevo bienestar y una sensación de ligereza tales que de ningún modo se sintieron tentadas de retomar sus viejos hábitos. Otras, sin embargo, tuvieron que progresar con lentitud, abandonando en primer lugar el tabaco, luego el azúcar, más tarde la carne y así sucesivamente. Pero lo importante es avanzar en la dirección adecuada. Si siempre sigue la dirección de la dieta óptima tratando de tomar tantas comidas a base de fruta y ensaladas como le sea posible sin dejar por ello de sentirse tranquilo y relajado, está haciendo lo mejor para su propia salud.

Las recetas para una dieta de transición le ayudarán a adquirir costumbres alimenticias más saludables. Los platos que le presentamos a continuación son más pesados que la fruta y la ensalada, pero más ligeros que lo que en la mayoría de los casos se acostumbra a tomar. Los platos para la dieta de transición son una combinación bien diseñada de alimentos lo bastante pesados para que usted se sienta satisfecho después de todas las comidas.

SOPAS Y EMPAREDADOS

Las sopas caseras recién preparadas constituyen una dieta de transición muy adecuada para los meses más fríos. Siempre que le sea posible, utilice ingredientes frescos, mantequilla fresca, aceite sin refinar, verduras de temporada y caldos vegetales que no contengan sal ni productos químicos. En las tiendas de alimentación especializadas en productos naturales pueden hallarse excelentes caldos vegetales. Huya de los caldos preparados de carne o de pollo, pues son muy acidificantes. Un menú compuesto de una sopa acompañada de una ensalada o un emparedado es una comida muy digerible y alimenticia.

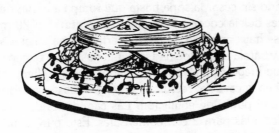

SOPAS

SOPA DE MAÍZ

> 8 mazorcas frescas de maíz
> 1 tallo de apio
> 1 cebolla pequeña
> 2 cucharadas de aceite de oliva sin refinar
> 6 tazas de agua
> 1 cucharada de maicena o arrurruz
> 1/4 taza de agua fría
> 1/2 cucharadita de sal marina, sal con sabor o
> sustituto de sal
> 1 pastilla de caldo vegetal
> 1/4 cucharadita de coriandro molido

Separe los granos de maíz de las mazorcas. (Al comprarlas, escoja las que tengan los granos implantados del modo más regular.) Pique no muy menudos el apio y la cebolla. En una cazuela mediana caliente el aceite y saltee en él el apio y la cebolla hasta que estén tiernos, incorpore entonces los granos de maíz, que también deberán saltearse revolviendo bien. Añada el agua y cuando comience a hervir, disuelva en la taza de agua fría la maicena o el arrurruz, agregándolo a la sopa para que espese y aderezándola con la sal, la pastilla de caldo y el coriandro. Vaya revolviendo sin cesar la sopa hasta que rompa a hervir de nuevo y entonces déjela cocer a fuego lento durante 15 o 20 minutos. Cuando se haya enfriado un poco, vierta la sopa en el vaso de la batidora y bátala a la velocidad máxima hasta que quede un puré suave, que luego pasará por un colador grueso. Vierta otra vez este puré en la cazuela, rectifique la sal y antes de servirlo caliéntelo hasta el punto de ebullición. Las cantidades de esta receta están calculadas para 2 o 3 comensales. Este puré debe constituir el plato fuerte de la comida y puede acompañarse de una ensalada sin queso y de tostadas frotadas con ajo.

BISQUE DE ZANAHORIAS

    2 cucharadas de aceite de oliva o de cártamo
      sin refinar
    1 cebolla pequeña
    1 tallo de apio
    5 tazas de zanahorias cortadas en rodajas de unos
      3 milímetros
    4 tazas de agua
    1 pastilla de caldo vegetal
    $1/2$ cucharadita de finas hierbas
    $1/2$ cucharadita de albahaca
    1 cucharada de mantequilla fresca
      Sal marina, sal con sabor o sustituto de sal

Caliente el aceite en una cazuela mediana. Pique la cebolla, corte el apio y saltéelos unos minutos removiendo de cuando en cuando hasta que la cebolla se ablande. Entonces saltee en la misma cazuela las rodajas de zanahoria revolviendo bien, agregue el agua y espere que rompa a hervir para añadir el caldo vegetal y las hierbas. Cubra la cazuela y deje que la sopa hierva a fuego lento durante 10 o 15 minutos o hasta que las zanahorias estén tiernas. Extraiga de la sopa 1 1/2 taza de zanahorias y guárdelas. Cuele la sopa dejando aparte el caldo y pásela por la batidora hasta convertirla en puré. Luego vuelva a mezclar las zanahorias, el puré y el caldo, y después de remover bien, ponga la *bisque* al fuego hasta que rompa a hervir. Añada la mantequilla y la sal. Salen 3 o 4 platos de sopa. A los niños pequeños les encanta.

SOPA FÁCIL DE VERDURAS Y FIDEOS

8 tazas de agua
1 cebolla mediana, picada gruesa
4 escalonias en rodajas finas
1 diente de ajo, picado (optativo)
1 buen tallo de apio, picado
3 zanahorias medianas, cortadas en rodajas
de 5 milímetros
1 taza de guisantes frescos o congelados.
2 calabacines medianos, cortados en rodajas
de 5 milímetros
1/2 col pequeña, picada gruesa (de 3 a 4 tazas)
1 cucharadita de tomillo
2 cucharaditas de orégano
1 cucharadita de albahaca
2 pastillas de caldo vegetal, o 2 cucharadas de miso
blanco
1/2 cucharadita de sal marina (optativo)
1 cucharadita de sal con sabor o sustituto de sal
(optativo)
Pimienta recién molida a discreción
1 taza de pasta integral seca (fideos, espaguetis u
otra) partida en trozos de unos 7 centímetros

Verter el agua en una olla grande y esperar que hierva. Añadir entonces la cebolla, las escalonias, el ajo, el apio, las zanahorias, los guisantes, los calabacines y la col. Cuando vuelve a hervir agregar el tomillo, el orégano, la albahaca, el caldo o el miso, la sal marina y la sal con sabor y algo de pimienta. Tapar y dejar hervir a fuego mediano-lento durante 1 cuarto de hora o hasta que las verduras estén tiernas.

Mientras se cuece la sopa, haga hervir un litro largo de agua en una olla. Cuando rompa el hervor, añada 1/2 cucharadita de sal y la pasta. Para el tiempo de cocción, siga las instrucciones del paquete o saque la pasta cuando esté *al dente*, no demasiado blanda. Escúrrala bien y échela en la sopa, revolviendo mientras ésta hierve un poco más a fuego lento. Rectifique de sal. Para 6 comensales.

MINESTRONE FÁCIL

   8 tazas de agua
   3 zanahorias medianas, cortadas en rodajas
     de 3 milímetros
   2 tallos de apio, picados
   4 cebollas tiernas, picadas
   1 diente de ajo, picado
   1 cebolla mediana, picada
   2 tazas de col picada gruesa
   1 taza de guisantes congelados
   3 calabacines medianos, cortados en rodajas de
     3 milímetros, o bien 1 taza de maíz congelado
 300 g de judías verdes
   1 cucharadita de sal marina
   2 pastillas de caldo vegetal o 2 cucharadas de miso
     blanco o rojo
 ¼ taza de albahaca fresca, picada, o 2 cucharaditas
     de albahaca seca
 ¼ taza de eneldo fresco picado, o 2 cucharaditas si
     es seco
 ½ cucharadita de orégano seco
     Pimienta negra recién molida a discreción
   1 taza de macarrones vegetales, o de trigo o
     sésamo integral
   2 cucharaditas de perejil recién picado
   1 tomate mediano, cortado en dados de 1 ½ cm
     (optativo)

Ponga el agua a hervir en una olla grande. Cuando rompa el hervor eche las zanahorias, el apio, las cebollitas tiernas, el ajo, la cebolla, la col, los guisantes, los calabacines o el maíz, las judías verdes, la sal, el caldo o el miso, la albahaca, el orégano y la pimienta. Cuando vuelva a hervir, tape la olla y deje cocer a fuego lento durante 15 minutos.

Mientras tanto, ponga a hervir 1 litro largo de agua en otra olla. Cuando rompa a hervir, eche en ella ½ cucharadita de sal y los macarrones. Para el tiempo de cocción, observe las instrucciones del paquete o quite la pasta cuando esté al dente. Escúrrala bien e incorpórela a la sopa así como el perejil picado. Si lo desea, antes de servir añada el tomate pero no vuelva a calentar la sopa porque el tomate cocinado se vuelve muy ácido; por eso se ha de echar en el último momento y la sopa no puede estar demasiado caliente. Para 6 comensales.

CREMA DE BRÉCOL
(Sin crema)

    3 *cucharadas de aceite de cártamo o de oliva sin refinar*
    1 *diente de ajo (optativo)*
    1 *cebolla*
    2 *tallos de apio*
    2 *brécoles*
    6 *tazas de agua*
    2 *pastillas de caldo vegetal*
    $1/2$ *cucharadita de sal marina, sal con sabor o sustituto de sal*
    $1/4$ *cucharadita de tomillo*
    $1/4$ *cucharadita de finas hierbas*
    1 *cucharada de mantequilla (optativo)*

En una cazuela grande de paredes gruesas caliente el aceite a fuego mediano-lento. Pique el ajo, la cebolla y el apio y saltéelos en el aceite removiendo suavemente, siempre a fuego lento, hasta que estén blandos pero no tostados. Corte los brécoles después de quitarles los tallos gruesos, conservando la forma de los ramitos, y saltéelos en el aceite junto con las restantes verduras. Después añada el agua y espere a que hierva antes de agregarle el caldo vegetal y el aderezo. Remueva hasta que las pastillas se disuelvan, tape la cazuela y deje hervir a fuego lento durante 20 minutos, pero retire 2 tazas de ramitos de brécol antes de que se deshagan. Cuando la sopa se haya enfriado un poco, ponga las verduras restantes y parte del caldo en el vaso de la batidora y haga funcionar el aparato a la máxima velocidad. Cuando haya obtenido un puré devuélvalo a la cazuela y mézclelo con el caldo sobrante y los ramitos de brécol. Caliente la sopa hasta que hierva suavemente y añada la mantequilla, removiendo hasta que se deshaga. Para 3 o 4 comensales.

CREMA DE COLIFLOR
(Sin crema)

Utilice el mismo método e ingredientes que para la Crema de brécol, sustituyendo los dos brécoles por dos coliflores.

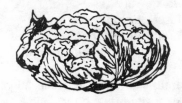

SOPA DE GUISANTES FRESCOS

> 4 tazas de guisantes recién desvainados
> (aproximadamente 1 ½ kilo con vaina) o ½ kilo
> de guisantes congelados
> 1 lechuga romana
> 3 cucharadas de aceite de oliva sin refinar
> 1 diente de ajo (optativo)
> 1 cebolla
> 2 tallos de apio
> 6 tazas de agua
> 2 pastillas de caldo vegetal
> ½ cucharadita de sal marina, sal con sabor o
> sustituto de sal
> ¼ cucharadita de finas hierbas
> ½ cucharadita de albahaca
> 1 cucharada de mantequilla (optativo)

Pelar los guisantes y cortar gruesa la lechuga. En una cazuela grande, calentar el aceite a fuego mediano-lento. Picar el ajo y saltearlo, luego picar y saltear asimismo la cebolla y el apio hasta que se ablanden. Añadir los guisantes y la lechuga y darles unas vueltas agregando en seguida el agua. Cuando la sopa hierva, sazonar con la sal y las hierbas y después de remover, tapar y dejar cocer a fuego mediano-lento durante 20 minutos o hasta que los guisantes estén tiernos. Retirar 1 taza de guisantes de la sopa. Cuando ésta se ha enfriado un poco, verter parte del caldo y todas las verduras en el vaso de la batidora mezclándolos a la velocidad máxima. Echar el puré resultante en el caldo de la cazuela junto con los guisantes reservados y dejar que hierva suavemente, añadir entonces la mantequilla removiendo hasta que se deshaga. Rectificar de sal y hierbas sazonadoras. Esta sopa puede servirse con *croûtons* de pan integral. Casa muy bien con la Ensalada de col de la abuela y con la Ensalada de tomate. Para 4 comensales.

SOPA DE LENTEJAS

2 cucharadas de aceite de oliva o de cártamo
sin refinar
2 dientes de ajo
1 cebolla
2 zanahorias grandes
2 tallos de apio
1 ½ tazas de lentejas
7 ½ tazas de agua
1 pastilla de caldo vegetal
1 pellizco de tomillo
1 toque de paprika (pimentón)
½ taza de ketchup endulzado con miel (optativo)
Sal marina, sal con sabor o sustituto de sal

En una cazuela de paredes gruesas, calentar el aceite. Picar el ajo, trinchar fina la cebolla y saltearlos en el aceite removiendo de cuando en cuando hasta que se ablanden. Picar las zanahorias y el apio e incorporarlos a la cazuela dándoles unas vueltas, luego añadir las lentejas y remover. Verter el agua y cuando la sopa hierve agregar el caldo en pastillas, el tomillo y la paprika. Tapar bien y dejar hervir a fuego mediano-lento, de 45 minutos a 1 hora. Las lentejas deben estar muy blandas. Dejar que se enfríe un poco la sopa y para que esté cremosa verter la mitad en el vaso de la batidora y reducirla a puré. Echar el puré junto al resto de la sopa en la cazuela, agregando el ketchup y la sal. Calentar de nuevo y servir. Son 4 raciones.

SOPA DE GUISANTES

2 cucharadas de aceite de oliva o de cártamo
sin refinar o 2 cucharadas de mantequilla
1 cebolla
2 zanahorias
2 tallos de apio
2 tazas de guisantes
10 tazas de agua
1 pastilla de caldo vegetal
1 cucharada de mantequilla fresca, algo ablandada
1 cucharada de harina integral de trigo para
repostería
Sal con sabor o sustituto de sal

Calentar el aceite o derretir la mantequilla en una cazuela grande y de paredes gruesas. Picar la cebolla, las zanahorias y el apio y saltearlos sin dejar de remover hasta que la cebolla esté blanda, incorporar entonces los guisantes y mezclar bien. Agregar el agua y llevarla a ebullición, añadiendo entonces la pastilla de caldo y removiendo hasta que se disuelva. Tapar la cazuela y dejar hervir la sopa a fuego mediano-lento durante 1 hora y 10 minutos o hasta que los guisantes estén muy blandos y el conjunto suave. Para ligar la sopa, mezclar la cucharada de mantequilla derretida con la harina integral hasta formar una pasta, añadiéndola a la sopa y removiendo a fin de que se deshaga por completo. Sazonar con sal con sabor.

Esta sopa le gusta tanto a mi familia que por lo general hago una gran cantidad, pues se puede guardar perfectamente para el día siguiente. Si no se quiere preparar tanta, dividir por dos las cantidades señaladas en la receta, que, tal como está, proporciona de 4 a 5 raciones generosas. Esta sopa debe constituir el plato principal e ir acompañada de una abundante ensalada.

SOPA DE CHAMPIÑONES Y CEBADA

2 cucharadas de aceite de oliva sin refinar
1 cebolla
1 zanahoria
1 tallo de apio
200 g de champiñones frescos
1 taza de cebada
8 tazas de agua (6 si se desea una sopa más espesa)
2 cucharadas de tamari
1 cucharada de mantequilla
1 cucharada de zumo de limón recién exprimido
1 cucharada de perejil picado
Sal marina, sal con sabor o sustituto de sal

Calentar el aceite en una cazuela de paredes gruesas. Picar menudo la cebolla, la zanahoria y el apio y saltearlos en el aceite removiendo con frecuencia hasta que la cebolla se ablande. Pasar los champiñones bajo un chorro de agua fría para lavarlos. Apartar la mitad y picar finamente el resto, que se agregará a las verduras salteadas removiendo bien para sofreírlo un poco. A continuación agregar la cebada y remover, añadir el agua y el tamari. Cuando rompa a hervir, tapar y poner la sopa a cocer a fuego mediano-lento durante 1 hora 15 minutos. Mientras tanto, deshacer la mantequilla en una sartén mediana. Cortar en rodajas finas los champiñones restantes y sofreírlos ligeramente en la mantequilla, sacándolos de la sartén cuando estén blandos. Rociarlos con el zumo de limón y espolvorearlos con el perejil, dejándolos aparte. Cuando la sopa esté lista, incorporarle los champiñones que le servirán de guarnición tanto si se sirve en sopera como en cuencos individuales. Pruebe la sopa antes de sazonarla con sal, pues el tamari ya es salado. Salen 4 raciones.

EMPAREDADOS

Los emparedados constituyen un buen acompañamiento para la sopa. Sin embargo, tal como se consumen hoy día presentan una combinación de ingredientes realmente poco acertada. Por naturaleza, el emparedado combina una fécula pesada (el pan) con un acompañamiento tan poco adecuado como las proteínas habituales (embutidos, carne, queso, pollo, pescado, mantequilla). Cada vez que comemos juntas féculas y proteínas, el proceso digestivo se ve frenado radicalmente y los alimentos fermentan y se pudren en el aparato digestivo: las féculas fermentan y las proteínas se pudren. Es una situación que debemos evitar a medida que nos encaminamos hacia el bienestar y la salud.

En consecuencia, el mejor emparedado es aquel que combina el pan con otros ingredientes que no retrasarán la acción digestiva: varias hortalizas frescas como tomates, semillas germinadas, pepinos, lechuga o zanahorias ralladas. A algunas personas les sienta bien agregar aguacate al emparedado; otras lo encuentran pesado, dado que es un fruto muy concentrado. Le resultará agradable probar muchas combinaciones en sus emparedados para hallar los que más le apetecen. Recuerde solamente que necesita para su dieta la mayor cantidad posible de alimentos que contengan agua. Como el pan no puede considerarse uno de ellos, trate de rellenar los emparedados con ingredientes que contengan la mayor cantidad posible de agua.

EMPAREDADO DE TOMATE

2 rebanadas de pan integral
1 tomate grande y maduro
½ aguacate, o mayonesa, o mantequilla
Brotes de alfalfa
Lechuga (optativo)

El secreto de este emparedado consiste en cortar unas rodajas gruesas y jugosas de un tomate de buena calidad. Para untar el pan puede emplear el aguacate aplastado en puré, mayonesa o bien mantequilla. Algunas personas opinan que el tomate es tan jugoso que no necesita acompañamiento alguno. Tueste ligeramente el pan. *Consuma siempre el pan tostado a fin de evitar que forme mucosidades en su organismo.* Úntelo con la sustancia referida que más le guste y rellene el emparedado con gruesas lonchas de tomate. Si lo desea, añada también brotes de alfalfa y hojas de lechuga. Si le gustan los tomates, este emparedado se convertirá en uno de sus manjares preferidos.

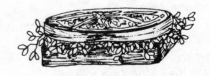

EMPAREDADO DE PEPINO

> 2 rebanadas de pan integral
> Mayonesa o mantequilla fresca
> 1 pepino
> Sal marina, sal con sabor o sustituto de sal
> (optativo)
> Brotes de alfalfa
> Lechuga (optativo)

Tueste ligeramente el pan. Úntelo con mayonesa o mantequilla. Pele el pepino y córtelo en rodajas finas, tantas como quiera poner en el emparedado. Añada la sal, los brotes y la lechuga, si ésta le apetece. El emparedado de pepino es excelente y le deja a uno satisfecho pero no «lleno», y sin la sensación de pesadez que causan los emparedados de carne o de queso.

EMPAREDADO DE AGUACATE

> 2 rebanadas de pan integral
> Mayonesa o mantequilla
> 1/2 aguacate grande y maduro
> Tomate cortado en rodajas
> Brotes de alfalfa
> Lechuga (optativo)
> Sal marina, sal con sabor o sustituto de sal

A algunas personas les encantan los emparedados de aguacate, pero otras los encuentran indigestos. Aunque el aguacate está clasificado como fruta-hortaliza, algunos lo consideran demasiado concentrado y pesado como acompañamiento del pan. Pruebe a tomar este emparedado para saber qué efecto le produce.

Tueste ligeramente el pan. Si lo desea, úntelo con mayonesa o mantequilla, o bien con pulpa machacada de aguacate. Si no quiere machacar el aguacate, córtelo en lonjas y dispóngalas encima del pan. Cúbralo con rodajas de tomate, brotes de alfalfa y la lechuga si ésta le apetece. En este caso, el tomate y los brotes de alfalfa son indispensables para digerir bien el emparedado. Si lo desea, añada sal con sabor.

PAN DE PITA RELLENO

El pan de pita es hoy día muy popular y constituye un sustituto perfecto del pan normal. Utilice pan de pita integral y, si le parece, caliéntelo unos momentos en el horno. No lo tueste porque una vez tostado ya no lo podría abrir. Cuando el pan esté ligeramente caliente y flexible, secciónelo horizontalmente dejando la parte superior muy delgada y coloque el relleno en su interior.

Cualquier ensalada hecha por usted será un excelente relleno para este emparedado de pan de pita, siempre y cuando la ensalada no contenga una proteína pesada como carne o queso. Pero si incluye estos alimentos en el emparedado de pan de pita, debe ser consciente de que está convirtiendo en una comida pesada un alimento que podría ser muy ligero y aun así muy alimenticio.

BOLLOS DE PAN DE PITA RELLENOS
DE ENSALADA Y VERDURAS CRUDAS

En 1977, nos dedicamos a confeccionar y vender estos bollos rellenos en la parte de atrás de una diminuta tienda dietética situada frente a la playa de Venice, en California. Nuestro invento se hizo extremadamente popular.

> Varias hojas de lechuga
> Varias hojas de espinacas
> 1 tomate
> Apio
> Pepino
> 1 zanahoria
> 1/2 aguacate
> Zumo de limón recién exprimido
> Mayonesa (optativo)
> 1 cucharada de aceite de cártamo o de oliva sin refinar
> 2 bollos de pan de pita
> Sal marina, sal con sabor o sustituto de sal

Pique finamente la lechuga, las espinacas, el tomate, el apio y el pepino y mézclelos bien en un cuenco o ensaladera. Aparte, ralle la zanahoria y reduzca a puré el aguacate. Añada a la ensalada el zumo de limón, el aceite y la sal y también mayonesa si lo desea. Caliente ligeramente los bollos de pita, quíteles el casquete superior y ponga en el fondo una capa de aguacate, luego una capa de zanahoria rallada y otra de ensalada. Repita otra vez esta operación y cúbralo todo con el resto de aguacate que le quede.

Puede incluir en este relleno cuantas verduras crudas desee: champiñones crudos, col roja rallada o coliflor picada además de otras opciones. Si los comensales son muchos, puede obsequiarlos con una gran ensaladera llena de sus hortalizas preferidas bien aderezadas, acompañadas de bollos de pan de pita calientes. Entre estas ensaladas aptas para rellenar los bollos de pan de pita figuran la Ensalada básica diaria la Ensalada vigorizante, la Ensalada para días de lluvia y la Ensalada de brotes y de aguacate. (Ver Ensaladas.)

5

PLATOS DE VERDURAS Y GRANOS

Alimentos esenciales en la dieta de transición

Después de la fruta y las hortalizas crudas, las verduras cocidas son el alimento que más agua contiene. Aproveche todas las variedades de verdura disponibles y no las cueza en demasía porque perderían sus vitales elementos nutritivos. Los granos integrales sin refinar constituyen un alimento que aporta las sustancias nutritivas necesarias para los niños en período de crecimiento y para los adultos que desean revitalizar su organismo. Combine siempre los granos con verduras de alto contenido acuoso y nunca con proteínas de alta concentración.

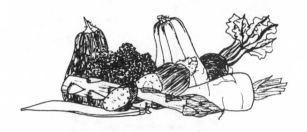

VERDURAS Y GRANOS

Después de las frutas y las ensaladas de hortalizas, el elemento más importante de nuestra dieta son las verduras cocidas (hervidas al vapor, salteadas, cocidas al horno o asadas a la parrilla). Dado que el calor de la cocción destruye muchas de las propiedades nutritivas de las verduras, es importante cocinarlas correctamente, lo que implica *no recocerlas*.

Ocurre que tendemos a cocer las verduras en exceso, lo que las deja desprovistas de sus elementos nutritivos. Además, por comodidad empleamos muchas veces verduras enlatadas o congeladas, cuando de hecho es muy fácil conseguirlas frescas. Trate de eliminar esta costumbre perjudicial y procure comprar verduras frescas, a ser posible cultivadas en su región. Son un alimento esencial porque, lo mismo que los seres humanos, están compuestas principalmente de agua. Sobre todo durante los meses de otoño e invierno, las verduras cocidas constituirán probablemente el grueso de su dieta.

Al comprar las verduras trate de no ser tímido y pruebe todas las variedades que encuentre: espárragos, brécol, guisantes, zanahorias, remolacha, judías verdes, calabaza, calabacines, alcachofas, col, col lombarda, coliflor, patatas nuevas, patatas rojas o blancas, boniatos, ñames, coles de Bruselas, brotes de soja y de alfalfa, col china..., por nombrar sólo unas cuantas.

Un utensilio muy importante para cocinar las verduras es la rejilla o bandeja para la cocción al vapor, gracias a la cual las verduras quedan suspendidas sobre el agua hirviente. Las verduras cocidas al vapor no quedan anegadas en agua ni pierden en ella sus elementos nutritivos. Estas rejillas o bandejas son una buena inversión.

A pesar de que en general se considera que los tomates, los pimientos verdes y rojos, las berenjenas y los pepinos son verduras, en realidad son frutos, ya que clasificamos como tales los alimentos que contienen semillas o huesos. Sin embargo, para más claridad, llamaremos a los vegetales arriba mencionados «frutas-verduras». Observarán ustedes que ninguna receta de este libro de cocina incluye tomates, pimientos ni berenjenas cocidos. Eso se debe a que una vez cocinadas, estas frutas-verduras se vuelven muy ácidas. El tomate cocido llega a causar úlceras en el aparato digestivo. Comprobarán que, durante el proceso del cambio de dieta, lo más difícil de eliminar es la afición a la comida al estilo italiano, compuesta muy a menudo de tomate cocido, pastas de harina refinada y queso, en una combinación muy dañina. A todos nos ha gustado en algún momento ese tipo de comida, pero en bien de nuestra salud conviene conservar estos sabores en el almacén de los recuerdos y prescindir de estos platos en la vida real. La calabaza también es una fruta-verdura y se puede cocer sin que resulte nociva. Pero las espinacas, que tienen la propiedad de fijar el calcio, no deben comerse más que crudas.

Si planea cocinar un plato de verduras, haga que constituya el plato principal y no un acompañamiento. Prepare un abundante caldero de verduras que puede servir en cuencos individuales de madera, llenos hasta el borde de apetitosos vegetales muy calientes rociados de mantequilla derretida. Hasta que uno no ha probado este tipo de comida no puede imaginarse lo deliciosa que es y lo mucho que satisface. Si no quiere hacer plato único, añada una ensalada, y si aún le parece poco, acompañe con arroz integral o basmati cocido al vapor, o con tostadas calientes de pan integral con mantequilla. Este tipo de comida, sana y nutritiva, le deja a uno una enorme sensación de bienestar.

BRÉCOL AL VAPOR CON SALSA DE MANTEQUILLA Y LIMÓN

   2 brécoles frescos
   1/4 taza de mantequilla fresca
   2 cucharadas de zumo de limón recién exprimido
   Sal marina, sal con sabor o sustituto de sal

Quitar la parte inferior de los tronchos del brécol dejando la parte florida y unos 5 cm de tallo. Cortar cada troncho en ramitos y colocarlos en la rejilla sobre la olla de agua hirviendo. Después de taparla, cocer el brécol unos 7 o 10 minutos hasta que dé su olor característico. Ha de estar tierno al pincharlo con la punta de un cuchillo y debe mantener su color intenso.

Derretir a fuego lento la mantequilla en un cacito y una vez derretida añadirle el zumo de limón y la sal. Verter esta salsa sobre el brécol todavía caliente. Es una cantidad para 3 o 4 comensales que puede servir como plato principal acompañado de una ensalada o bien para complementar una buena fuente de arroz integral cocido al vapor.

La salsa de zumo de limón y mantequilla puede utilizarse para acompañar la mayoría de las verduras, especialmente los calabacines, las judías verdes, la coliflor, las coles de Bruselas y las alcachofas.

GUISANTES TIERNOS CON LECHUGA COCIDOS AL VAPOR

1/4 taza de mantequilla
1 diente de ajo
3 tazas de guisantes sin vaina (alrededor
  de 1 1/4 kilo con vaina) o 1/2 kilo de guisantes
  congelados
1 lechuga romana, rizada, francesa o de otra clase
1/4 cucharadita de albahaca
1/4 cucharadita de tomillo
3/4 taza de agua
  Sal marina, sal con sabor o sustituto de sal

En primavera, que es la temporada de los guisantes, éste es un plato principal muy apropiado. Los guisantes son una verdura muy concentrada y por consiguiente satisfacen mucho.

Derretir la mantequilla en una cazuela, cortar el ajo en 2 o 3 pedacitos y saltearlos en la mantequilla a fuego lento durante unos minutos. Quitar los trocitos de ajo antes de echar los guisantes en la cazuela. Saltearlos sin dejar de remover, luego incorporar la lechuga picada, las hierbas y el agua y continuar removiendo hasta que rompa a hervir. Cubrir la cazuela, bajar el fuego a mediano-lento y cocer los guisantes durante 10 minutos si son congelados, y 25 si son frescos. Luego destapar y continuar la cocción hasta que hayan absorbido toda el agua. Añadir la sal y más mantequilla si hace falta. Sale un plato principal para 2 o 3 comensales.

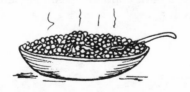

COMBINADO DE VERDURAS AL VAPOR, 1

La siguiente receta es un ejemplo de las combinaciones de verduras que pueden hacerse. Siguiendo las instrucciones básicas, usted puede probar cuantas variaciones le apetezcan.

1 brécol
1 coliflor
1 trozo grande de calabaza
1/4 taza de mantequilla, de aceite de oliva, girasol
  o cártamo
2 cucharadas de zumo de limón recién exprimido
  o 1 cucharada de tamari
1 cucharada de semillas de sésamo con cáscara
  (optativo)

Quitar los tronchos gruesos del brécol, dejando unos 5 cm de los delgados, que se partirán a lo largo procurando no romper los ramilletes. Estos trozos deberán tener unos 2 cm de ancho. Quitar los tronchos de la coliflor y partir la cabeza en ramilletes. Cortar la calabaza en lonchas de algo más de 1 cm. Cocer al vapor la coliflor durante 5 minutos, añadiendo entonces el brécol y la calabaza y dejar hervir de 7 a 10 minutos, hasta que las verduras estén tiernas pero sin perder el color.

Pueden utilizarse diversas salsas con el Combinado de verduras al vapor, por ejemplo la salsa de limón y mantequilla ya descrita, añadiendo 2 cucharadas de limón recién exprimido por cada 1/4 taza de mantequilla derretida. Si prefiere no emplear mantequilla, prepare la salsa con 1/4 taza de aceite sin refinar y 2 cucharadas de zumo de limón o bien con 1/4 taza de aceite y 1 cucharada de tamari. Espolvoree con las semillas de sésamo. Para 6 comensales.

COMBINADO DE VERDURAS AL VAPOR, 2

$^1/_2$ kilo de judías verdes
2 zanahorias grandes
2 cucharadas de aceite de oliva sin refinar
$^1/_2$ taza de agua
1 brécol
$^1/_4$ taza de mantequilla o de aceite sin refinar
2 cucharadas de zumo de limón recién exprimido

Lavar las judías y cortarles las puntas. Partir las zanahorias en cuatro a lo largo, y después en trocitos de 1 cm. Calentar el aceite en una cazuela gruesa y rehogar primero las zanahorias, incorporando luego las judías. Añadir el agua, cubrir la cazuela con una tapadera que ajuste bien y dejar hervir a fuego mediano durante 10 minutos. Preparar el brécol quitándole los tronchos gruesos y dejando a los ramilletes un tallo de unos 5 cm. Añadir el brécol cortado en trocitos a las demás verduras. Tapar de nuevo la cazuela y dejar hervir durante 10 minutos más hasta que las verduras estén tiernas pero conserven su color. Colocarlas en un cuenco grande para servir, rociarlas con la mantequilla derretida o el aceite, el zumo de limón y sal, mezclando bien. Para 6 comensales.

«TORTILLAS» MEXICANAS CALIENTES RELLENAS DE VERDURAS

Esta combinación resulta estupenda, un surtido de verduras cocidas al vapor y de brotes de alfalfa envueltos en «tortillas» mexicanas calientes de harina de maíz. Constituye una comida nutritiva y satisfactoria, perfecta para su dieta de transición cuando las ensaladas y las verduras al vapor resultan insuficientes para su apetito. Las «tortillas» de maíz son un buen sustituto del pan, no contienen levadura y son mucho más ligeras. Por lo general se hacen con agua, harina de maíz y una pizca de cal.

Las «tortillas» deben consumirse calientes, una a una a medida que se van haciendo, de modo que si no dispone de una sartén eléctrica o un aparato de freír *crêpes* que pueda manipular en la misma mesa del comedor, es mejor organizarse para comer en la cocina, donde todo resulta más informal y divertido.

Escoja dos o tres entre las siguientes verduras:

1 *kilo de espárragos*
2 *brécoles*
4 *calabazas amarillas pequeñas*
1 *coliflor grande*
1/2 *kilo de coles de Bruselas*
1/2 *kilo de champiñones frescos*
1 *lechuga romana, escarolada o rizada*
3 *tazas de brotes de alfalfa frescos*
   Mantequilla, mostaza, mayonesa
   Sal marina, sal con sabor o sustituto de sal
3 o 4 *«tortillas» por persona*

Prepare las verduras: Elimine los trozos duros de los espárragos dejando solo las puntas. Corte los tronchos de los brécoles y divídalos en pequeños ramitos. Quite los tronchos centrales a la coliflor y divídala en ramilletes. Recorte el pie de las coles de Bruselas. Parta las calabazas en trozos de 1 cm y prepare los champiñones como en la receta de Champiñones salteados.

Cueza las verduras al vapor utilizando la rejilla especial. La coliflor y las coles de Bruselas deben hervirse durante 5 o 10 minutos antes de añadirles el brécol o la calabaza. Las verduras estarán a punto cuando se puedan traspasar fácilmente con la punta de un cuchillo. Después de partir las coles de Bruselas por la mitad y la coliflor en trozos pequeños, coloque todas las verduras en un cuenco grande.

Lave y seque bien las hojas de la lechuga y dispóngalas alrededor de un cuenco de madera grande, en cuyo centro dispondrá un buen montón de brotes de alfalfa.

Ponga a fuego vivo una sartén pequeña o mediana hasta que esté *muy* caliente y entonces baje la intensidad del fuego. Ahora puede calentar la «tortilla» hasta que esté flexible, pero no crujiente, porque sería imposible doblarla.

Cada comensal debe prepararse la «tortilla» a su propio gusto: Si quiere usar condimentos, extienda una capa de mantequilla, mostaza o mayonesa sobre la «tortilla». Añada una hoja de lechuga y en el centro disponga una selección de verduras cocidas al vapor, que rematará con los brotes de alfalfa y una pizca de sal. Ya puede enrollar la «tortilla» comprimiendo bien el relleno de manera que sea posible comerla sosteniéndola en una sola mano.

No dude en probar cuantas combinaciones de verduras se le antojen y en prepararse cuantas «tortillas» le apetezcan, hasta que se sienta agradablemente saciado. Disfrute a su gusto de este plato que, al ser totalmente vegetal, constituye una buena limpieza para su organismo. Si resultan de su gusto, estas «tortillas» pueden convertirse en uno de los menús esenciales de la dieta de transición. Para 4 a 6 comensales.

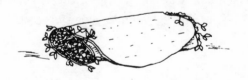

ESTOFADO DE VERDURAS

> 1 cucharada de aceite de oliva sin refinar
> 1 cucharada de mantequilla
> 1 diente de ajo
> 1 cebolla
> 1 zanahoria grande
> 1/4 kilo de judías verdes
> 2 tazas de guisantes tiernos
> 1 coliflor
> 2 pastillas de caldo vegetal
> 1 cucharadita de maicena
> 1 1/2 taza de agua
> 1/4 cucharadita de tomillo
> 1/2 cucharadita de sal marina, sal con sabor
>   o sustituto de sal

Caliente el aceite y la mantequilla en una cazuela de paredes gruesas. Pique el ajo y la cebolla, rehogándolos brevemente en el aceite. Corte la zanahoria en cubitos, y las judías verdes en trozos de 2 cm, y échelos con los guisantes en la cazuela salteándolos sin dejar de remover. Quítele el troncho central a la coliflor y divídala en pequeños ramilletes, salteándolos un momento y removiendo bien. Añada el caldo vegetal. Disuelva la maicena en el agua y viértala en la cazuela. Sazone con el tomillo y la sal. Cuando rompa el hervor, baje la intensidad del fuego y deje cocer las verduras a fuego lento y bien tapadas durante 20 minutos o hasta que estén todas tiernas. Si la salsa se espesa demasiado durante la cocción, añada 1/2 o 1 taza de agua. Sirva este estofado vegetal con Calabaza al vapor o con puré de patatas. También puede acompañarse de Patatas con costra. Para 3 o 4 comensales.

CALABAZA AL VAPOR

1 calabaza
Mantequilla a discreción

Partir la calabaza en trozos grandes, quitarles las semillas y colocarlos en la rejilla especial para cocer al vapor. Cubrirlos y cocerlos durante unos 20 minutos o ½ hora o hasta que estén tiernos. Destapar, dejar que se enfríen ligeramente, desprender los trozos de la cáscara y aplastarlos para convertirlos en puré. Añadir la mantequilla. Salen 3 o 4 raciones.

ALCACHOFAS AL VAPOR

Las alcachofas son deliciosas y fáciles de preparar. Además, aunque no son un alimento pesado, satisfacen mucho el apetito, de modo que pueden constituir el plato principal. Calcule dos por persona. Al comprarlas, escoja las que no estén demasiado abiertas, pues cuanto más compactas, más tiernas son las alcachofas.

4 o 6 alcachofas grandes
¼ taza de mantequilla
1 cucharada de zumo de limón recién exprimido
(optativo)

Quite el tronco a las alcachofas y recorte la punta espinosa de las hojas. Lávelas y sacúdalas para quitarles el agua. Colóquelas luego en la rejilla para cocerlas al vapor, dejando el fuego lento a fin de que no se evapore toda el agua, pues las alcachofas necesitan de 35 a 45 minutos de cocción según sea su tamaño. Estarán a punto cuando una de las hojas exteriores pueda desprenderse fácilmente. Escúrralas y déjelas enfriar un poco antes de servir.

Mientras se enfrían las alcachofas, derrita la mantequilla y agréguele el zumo de limón. Cuatro alcachofas grandes bastarán para dos, tres o cuatro comensales, según con qué las acompañe y cuánto apetito tengan.

El modo de comerlas es muy sencillo: se van arrancando las hojas y se las moja en la salsa de mantequilla y limón, consumiendo la parte inferior y más tierna. Una vez retiradas todas las hojas, queda en el centro una especie de pelusa basta, que es la parte central de la flor. Se la saca con un cuchillo (no hay que comerla porque se adhiere a la garganta), y ya se puede comer el corazón, la parte que más satisface de la alcachofa, partiéndolo en trozos que se mojarán en la salsa.

NOTA: Las alcachofas también se pueden acompañar con mayonesa, a ser posible casera.

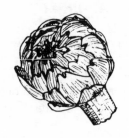

JULIANA DE JUDÍAS VERDES A LA FRANCESA

    ½ kilo de judías verdes frescas
    2 cucharadas de mantequilla o de aceite de oliva
      o de cártamo sin refinar
    1 diente de ajo
    1 taza de agua
      Sal marina, sal con sabor o sustituto de sal
      Un chorrito de zumo de limón recién exprimido
      (optativo)

Cortar los extremos de las judías verdes y cortarlas en tiras a lo largo. Derretir la mantequilla o calentar el aceite en una cazuela gruesa. Trocear el diente de ajo y añadirlo al aceite, lo mismo que las judías, y remover para que se impregne. Añadir el agua y cuando rompa el hervor, tapar y dejar cocer con fuego bajo, 15 minutos o hasta que las judías estén tiernas. Condimentar con sal o sal con sabor, y un poco de zumo de limón fresco. La cantidad alcanza como plato principal para dos o tres personas. Estas judías verdes también son deliciosas frías, incorporadas a la Ensalada básica diaria.

JUDÍAS VERDES AL AJO

Siempre que cocino este plato recuerdo el antiguo asado a la cazuela que solía preparar. Creo que debe ser el hecho de dorar ligeramente las judías en aceite con ajo lo que me lo trae a la memoria, ya que más allá de eso no va el parecido. Porque cuando uno prueba, como plato principal, un gran cuenco de judías verdes preparadas con mantequilla y ajo, se da cuenta inmediatamente de que es mucho más ligero y satisface más que un gran trozo de carne sometido a una cocción prolongada. Este plato tan simple es uno de los favoritos de mi familia.

> 1 kilo de judías verdes
> 3 cucharadas de aceite de oliva o de cártamo, sin refinar
> 2 dientes de ajo
> 1/2 cucharadita de tomillo
>   Sal marina, sal con sabor o sustituto de sal
> 1 pastilla de caldo vegetal
> 1 1/2 tazas de agua
> 2 cucharadas de mantequilla (optativo)

Quite las puntas a las judías y pártalas en trozos de 2 o 3 cm. Caliente el aceite en una cacerola grande y pesada. Pique el ajo y añádaselo al aceite, salteándolo sin dejarlo tostar. Añada las judías y remuévalas bien sobre fuego hasta que estén impregnadas de aceite y empiecen a dorarse. Añada el tomillo, la sal y el caldo de verdura. Mezcle bien, añada el agua y ponga todo a hervir, removiendo hasta que el caldo se disuelva. Cubra bien, reduzca el fuego y deje hervir las judías durante unos 20 minutos o hasta que estén bien tiernas. Se habrá formado una excelente salsa. Esta cantidad da para cuatro raciones abundantes, a las que se puede añadir media cucharada de mantequilla fresca al servir.

LA COLIFLOR DE MAMÁ

Este plato de coliflor, sencillo y gustoso, tiene la ventaja de que se lo puede hacer de antemano y recalentarlo en el horno antes de servir.

1 coliflor grande
1 taza de agua
1 cucharada de zumo de limón recién exprimido
2 cucharadas de mantequilla
1/4 taza de pan integral rallado
1 pellizco de finas hierbas
Sal marina

Quitar el troncho central de la coliflor y dividirla en ramilletes, que se colocarán en una cacerola mediana, con el agua y el zumo de limón. Cuando hierva, cubrir y dejar que la coliflor se cueza lentamente durante 15 minutos, o hasta que se la pueda atravesar fácilmente con un cuchillo, pero sin recocerla para que no se ablande. Escurrirla y dejarla aparte para ocuparse del resto de la preparación.

Calentar el horno a 175°. Poner la coliflor en una fuente para horno, echándole encima la mantequilla derretida, el pan rallado y las hierbas desmenuzadas. Añadir sal a gusto. Poner la fuente en el horno durante 15 minutos, o hasta que la coliflor esté bien caliente. Este plato va bien con una ensalada abundante y satisface a dos personas. No use queso en la ensalada porque la coliflor lleva pan rallado.

CALABACINES AL VAPOR

> 1 kilo de calabacines, si es posible de la variedad
> más pequeña y sabrosa
> 2 cucharadas de aceite de oliva sin refinar
> ½ cucharadita de albahaca seca
> ½ taza de agua
> Mantequilla y sal con sabor o sustituto de sal

Cortar los calabacines en rodajas de 1 cm, descartando los extremos. Calentar el aceite en una cazuela gruesa y rehogar los calabacines, añadiendo la albahaca y el agua. Cuando rompa el hervor, tapar la cazuela y cocer a fuego medio-lento durante unos 5 minutos o hasta que los calabacines estén tiernos. Están a punto cuando se vuelven transparentes. Con una espumadera, servirlos en cuencos individuales de madera, aderezándolos con mantequilla y sal.

Los calabacines contienen tanta agua que se los puede comer en gran cantidad sin sentirse demasiado lleno. Después de un día exclusivo de fruta, un gran tazón de calabacines con mantequilla (o con aceite de oliva, si quiere prescindir de la mantequilla) y una Ensalada básica diaria con olivas es una comida muy satisfactoria y *depurativa*.

NOTA: La calabaza amarilla y la calabaza de verano se pueden preparar de la misma manera que los calabacines.

CALABAZA AL HORNO

2 calabazas medianas
2 cucharadas de mantequilla
4 cucharaditas de miel pura
Nuez moscada a gusto

Precaliente el horno a 190 grados.
Corte las calabazas por la mitad y quíteles las semillas. Coloque las mitades en una fuente para horno. Dentro de cada una ponga $^{1}/_{2}$ cucharadita de mantequilla, 1 cucharadita de miel y una pizca de nuez moscada. Vierta en la fuente $^{1}/_{2}$ taza de agua, envuelva bien todo con papel de aluminio y hornee la calabaza durante una hora, o hasta que esté tierna al pincharla con un cuchillo. Sin sacarla de la cáscara, muela la pulpa de las calabazas con un tenedor. Sirve como plato principal para dos personas, o para cuatro como acompañamiento de las Judías verdes al ajo y de una ensalada.

ESTOFADO DE GUISANTES Y CHAMPIÑONES

$^{1}/_{4}$ de taza de mantequilla
1 cebolla pequeña en rodajas finas
200 gramos de champiñones frescos en rodajas
1 lechuga romana o francesa
3 tazas de guisantes frescos sin vaina
1 cucharadita de albahaca
Sal marina, sal con sabor o sustituto de sal

Derretir la mantequilla en una cazuela de paredes gruesas. Añadirle la cebolla y rehogarla hasta que se ponga transparente. Incorporar por este orden los siguientes ingredientes, rehogándolos sucesivamente: champiñones, lechuga y guisantes. Finalmente agregar la albahaca y el agua, dejando hervir el conjunto, bien tapado a fuego lento durante unos 15 o 20 minutos, hasta que los guisantes estén tiernos y la lechuga blanda. Puede aderezarse con una pizca de sal. Este Estofado de guisantes y champiñones queda muy bien acompañado de arroz integral cocido al vapor, de arroz basmati o de cuscús. Es un menú delicioso. Para 3 o 4 comensales.

MAÍZ DESGRANADO A LA CREMA

>   6 *mazorcas tiernas o ¹/₂ kilo de granos de maíz
>   congelados*
>   2 *cucharadas de mantequilla*
>   2 *cucharadas de harina de trigo integral*
>   ¹/₂ *taza de agua de hervir el maíz*
>   ¹/₂ *cucharadita de cúrcuma*
>   ¹/₂ *taza de crema de leche*
>   ¹/₂ *cucharadita de sal marina, sal con sabor
>   o sustituto de sal*

Hervir al vapor las mazorcas durante unos 5 minutos. Dejarlas enfriar y desprender los granos. Si se utiliza granos de maíz congelados, preparar directamente la salsa y añadirlos al final. Derretir la mantequilla en una cazuela de paredes gruesas. Rehogar la harina removiendo para que se impregne bien y verter el agua removiendo hasta que se forme una pasta sin grumos. Agregar la cúrcuma, la crema y la sal y continuar removiendo hasta obtener una salsa espesa. Echar en ella los granos de maíz y calentar unos minutos a fuego lento sin dejar que hierva. Para 2 o 3 comensales.

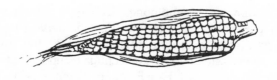

SUCCOTASH INVERNAL

> 2 tazas de judías mantequeras secas
> 7 tazas de agua
> 3 tazas de zanahorias cortadas en cubitos
> 3 tazas de guisantes tiernos sin vaina
> (o congelados), o de judías verdes cortadas en
> trozos de 1 cm
> 3 tazas de granos de maíz frescos o congelados
> 1 pastilla de caldo vegetal
> 1/4 taza de mantequilla
> 1/2 cucharadita de sal marina, sal con sabor
> o sustituto de sal

Lave bien las judías y póngalas junto con el agua en una cazuela grande de paredes gruesas. Coloque la cazuela sobre el fuego y después de un minuto de hervor apáguelo y deje que las judías se remojen, bien tapadas, durante varias horas o, si no dispone de tiempo, por lo menos durante 1 hora. Cuando las judías empiecen a estar tiernas, puede comenzar a preparar las otras verduras.

Las judías deben cocerse en la misma agua del remojo, a fuego mediano-lento y durante 30 minutos o una hora, según el tiempo de remojo. Cuando estén tiernas, incorpóreles las zanahorias y los guisantes o las judías verdes y deje cocer durante 5 o 10 minutos. Eche el maíz y, después de otros 5 minutos de hervor, agregue la pastilla de caldo y remueva hasta que se deshaga. Añada entonces la mantequilla y la sal y mezcle bien todos los ingredientes. Es un plato principal para 4 o 5 comensales y casa muy bien con la Ensalada básica diaria.

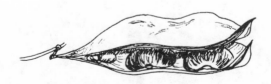

CHAMPIÑONES SALTEADOS

1/2 kilo de champiñones frescos (al comprarlos escoja
   los que no tienen grietas entre la cabeza y el pie)
2 cucharadas de aceite de oliva o de cárcamo sin
   refinar, o bien 1 cucharada de aceite y 1 de
   mantequilla
1/2 cucharadita de sal marina, sal con sabor
   o sustituto de sal (optativo)
1 pizca de tomillo o albahaca
1 o 2 cucharadas de zumo de limón recién exprimido

Lavar los champiñones frotándolos con suavidad, pero sin tenerlos demasiado en el agua para que no la absorban. Recortarles el extremo del pie y partirlos en láminas, salteándolos en una sartén o cacerola de mango largo a fuego mediano hasta que empiecen a cambiar de color. Deben quedar ligeramente blandos. Apartar la sartén del fuego y añadir la sal, el tomillo y el zumo de limón removiendo bien todo.

Los champiñones salteados pueden emplearse como salsa para cualquier verdura al vapor y añaden sabor a las «Tortillas» calientes rellenas de verduras. También pueden combinarse con granos cocidos al vapor como por ejemplo arroz integral, arroz basmati, cuscús o kasha. Para 3 o 4 comensales.

CHAMPIÑONES RELLENOS

Constituyen un plato fuerte que puede ir acompañado de verduras o granos cocidos al vapor y/o una ensalada abundante. Casa muy bien con la Ensalada César y con los Guisantes con lechuga.

> 12 champiñones grandes o 20 medianos con el tallo
> 1 cebolla pequeña
> 1 tallo de apio
> 2 cucharadas de aceite de oliva sin refinar
> 2 dientes de ajo
> 1/2 cucharadita de salvia seca
> 1/4 cucharadita de tomillo
>   Sal marina, sal con sabor o sustituto de sal
> 2 cucharadas de perejil fresco picado
> 2 cucharadas de zumo de limón recién exprimido
> 1/4 taza de mantequilla

Quitar el tallo a los champiñones. Lavar las cabezas y dejarlas escurrir sobre una toalla de papel. Picar finamente los rabos, la cebolla y el apio. Preparar el relleno, calentando en una sartén grande y gruesa el aceite y salteando en él las verduras picadas y un diente de ajo también picado. Mezclar todo bien, añadir la salvia, el tomillo y la sal. Continuar rehogando unos minutos a fuego mediano hasta que los ingredientes del relleno se ablanden. Añadir el perejil y el zumo de limón y retirar del fuego.

Calentar el horno a 200°. Preparar la salsa derritiendo la mantequilla y añadiéndole el segundo diente de ajo picado. Invertir las cabezas de los champiñones y llenarlas con una generosa porción de relleno, colocándolas en una fuente de horno. Rociar con la salsa de mantequilla y cocer en el horno durante 20 minutos hasta que los champiñones estén tiernos y su aroma impregne la cocina. Encender unos minutos el «grill» del horno para que se doren por encima. Para 3 comensales.

LAS PATATAS

Las patatas pueden ser un alimento importante durante los meses de invierno, sobre todo para quienes residen en un país frío, pues en los días desapacibles apetecen los alimentos pesados, y para eso están las patatas. No obstante, las patatas no constituyen en sí mismas un alimento pesado sino que se han ganado esta errónea reputación debido a que se han combinado con otros alimentos incompatibles con ellas: carne, pollo o pescado, culpándolas de la pesadez provocada por el esfuerzo que realiza el aparato digestivo al tener que digerir dos elementos incompatibles como las proteínas y los hidratos de carbono. Es esencial tener presente esta norma: *las patatas jamás deben consumirse junto con proteínas.* Deben constituir el plato principal e ir acompañadas de verduras o ensalada, alimentos que contienen mucha agua y que facilitarán una digestión rápida. Consumidas de este modo, ya sea hervidas, al horno, a la brasa o fritas, las deliciosas patatas en todas sus variedades son un alimento imprescindible para los meses fríos.

BONIATOS AL HORNO

4 boniatos grandes
1/4 taza de mantequilla

Calentar el horno a 200°. Lavar y secar bien los boniatos, colocarlos en una fuente para horno y hornearlos durante 1 o 1 1/2 hora o hasta que estén blandos. Si se les inserta brochetas metálicas que actúen como conductoras del calor, el tiempo de cocción puede reducirse. Dejarlos enfriar durante 15 minutos y abrirlos mediante una incisión longitudinal en la parte superior aplastando en su interior 1 cucharada de mantequilla por cada boniato. Son 4 raciones. Recuerde que para facilitar la digestión de estos boniatos con mantequilla hay que acompañarlos con una ensalada abundante.

PATATAS NUEVAS CON PEREJIL

1 kilo de patatas nuevas
1/4 taza de mantequilla
2 cucharadas de perejil picado
Sal marina, sal con sabor o sustituto de sal

Cocer en agua o al vapor las patatas con la piel hasta que puedan traspasarse con la punta de un cuchillo. (Las patatas pueden cocerse al vapor sobre rejilla o bandeja, lo mismo que las demás verduras. Resultan más sabrosas que si se hierven en agua. Si son pequeñas, su cocción no toma más de 20 minutos.) Dejarlas enfriar un poco y quitarles la piel. Derretir la mantequilla en una cacerola de paredes gruesas, agregar las patatas y sacudir la cacerola para recubrirlas totalmente de mantequilla. Añadir el perejil picado y la sal y seguir sacudiendo la cacerola. El perejil no debe perder su color verde intenso. Son 3 o 4 raciones. Este plato casa muy bien con una abundante ensalada (sin queso) y una verdura al vapor con salsa de mantequilla y limón.

PATATAS CON COSTRA

1 kilo de patatas nuevas
1/4 taza de mantequilla
Un toque de paprika
1/2 cucharadita de sal marina, sal con sabor o
sustituto de sal

Hervir o cocer al vapor las patatas hasta que estén apenas tiernas pero no del todo cocidas. Dejarlas enfriar y quitarles la piel. Derretir la mantequilla en una cazuela mediana, colocar en ella las patatas y después de espolvorearlas con paprika y sal ponerlas en el horno a 200° durante 45 minutos dándoles de vez en cuando la vuelta, hasta que adquieran una costra tostadita. Estas patatas con costra son de lo más sabroso y combinan perfectamente con cualquier plato de verduras al vapor y cualquier ensalada (sin queso), constituyendo un menú reparador para días invernales. Son 3 o 4 raciones.

TORTA DE PATATAS

     1 kilo de patatas blancas o rojas
     2 cucharadas de aceite de oliva o de cártamo
        sin refinar
1/2 a 1 cucharadita de sal marina, sal con sabor o
        sustituto de sal

Lavar y secar las patatas. Después no hace falta pelarlas. Calentar el aceite en una sartén o cacerola de mango largo, grande y de paredes gruesas. Trocear las patatas y saltearlas en el aceite, removiéndolas bien y cortándolas con la espátula hasta que empiecen a recubrirse de una costra. Aplastarlas con la espátula hasta hacer una pasta, espolvorear con sal y dejar que se dore. Darle la vuelta con cuidado y echar sal sobre el otro lado, que debe quedar recubierto de la misma costra dorada. Puede servirse como acompañamiento de una ensalada o mezclada directamente con ella en la ensaladera. Son 3 o 4 raciones.

SUCCOTASH VERANIEGO

³/₄ kilo de patatas nuevas
3 mazorcas de maíz
¹/₄ taza de mantequilla
4 zanahorias
2 tazas de guisantes tiernos sin vaina
1 taza de agua hirviendo
1 pastilla de caldo vegetal
1 brécol
¹/₂ cucharadita de sal marina, sal con sabor
   o sustituto de sal
¹/₂ cucharadita de tomillo

Hervir o cocer al vapor las patatas con piel. Dejarlas enfriar, quitarles la piel y cortarlas en cubitos. Preparar las demás verduras desgranando las mazorcas, cortando las zanahorias en cubitos y desgajando el brécol en ramilletes pequeños (los tallos se reservan para hacer Sopa de crema de brécol). A continuación, derretir la mantequilla en una cacerola grande y gruesa y añadir las zanahorias. Enseguida se agregan los guisantes y el agua hirviendo en la que se habrá disuelto la pastilla de caldo vegetal. Dejar hervir a fuego lento durante 10 minutos. Incorporar el brécol, las patatas y el maíz, sazonando con sal y tomillo. Tapar y dejar hervir a fuego lento durante aproximadamente 10 minutos, hasta que todas las verduras estén tiernas. Servir en cuencos de madera. Puede añadirse mantequilla a discreción. Una Ensalada básica diaria constituye el acompañamiento ideal para el *Succotash* veraniego. Son 4 raciones.

GRANOS

Hemos desarrollado la dieta de transición partiendo de platos ligeros como la ensalada y los platos de verduras, e incorporando finalmente alimentos más pesados. Ahora veremos de qué modo los granos integrales se convertirán en una parte importante de la dieta de transición. Existen distintas variedades de granos como arroz integral, arroz basmati, mijo, cebada, cuscús.

El arroz integral es un alimento completo que contiene muchos de los elementos nutritivos necesarios para gozar de buena salud. A diferencia del arroz blanco, tiene una cáscara que protege las capas exteriores, tan importantes, de salvado. Existen tres clases de arroz integral. El de grano largo es ligero y queda muy suelto. El de grano mediano es húmedo y el de grano corto tiene un sabor a nueces y queda pegajoso. Cada uno de ellos tiene una cualidad diferente y sería bueno probarlos todos para apreciar su variedad.

El arroz integral requiere 1 hora de preparación. Es un acompañamiento rico y nutritivo para las verduras o ensaladas y un alimento perfecto para los niños en su época de crecimiento.

El arroz basmati ha aparecido recientemente en el mercado de los alimentos naturales. Es un arroz blanco sin refinar oriundo de Pakistán, más ligero que el arroz integral. Su aroma y sabor peculiares constituyen una tentación para el paladar. Requiere unos 20 minutos de preparación y resulta delicioso en ensaladas o mezclado con verduras al vapor.

La cebada debe comprarse en tiendas de alimentos naturales o dietéticas, pues la que se vende a escala comercial ha sido manipulada hasta el punto en que los elementos nutritivos han desaparecido junto con las capas exteriores. La cebada ha de ser marrón y no blanca. Siendo como es un grano pesado, preparada como sopa resulta más digerible. Su preparación requiere aproximadamente 1 hora y 10 minutos.

El cuscús es una sémola procedente del norte de África. De todos los granos es el que más me recuerda a la pasta italiana. Existe un método para cocinarlo que requiere menos de 5 minutos.

Puede hacer toda clase de pruebas con los granos; compre

todos los que encuentre en el mercado, siempre que sean integrales y sin manipular. Añadir estos elementos algo más pesados a su dieta constituirá una aventura en el campo de los nuevos sabores y las nuevas texturas.

ARROZ INTEGRAL PERFECTO

> 1 taza de arroz integral (de grano largo, mediano o corto)
> 2 1/4 tazas de agua
> 1 cucharadita de sal marina
> 1 cucharada de aceite de oliva sin refinar

En el orden expuesto colocar todos los ingredientes en una cacerola que cierre perfectamente. Cuando empiece a hervir, remover suavemente con un tenedor, tapar y dejar cocer a fuego lento durante 40 minutos. *No levantar* la tapadera durante la cocción. Apartar la cacerola del fuego y dejar reposar el arroz, siempre tapado, de 10 a 20 minutos antes de servirlo. Son 2 raciones.

A menudo pongo 2 o 3 tazas de arroz triplicando todas las cantidades de la receta, para obtener un sobrante de arroz que puede incorporarse a las ensaladas (sin añadir queso) o bien utilizarse para preparar el Arroz frito.

ARROZ INTEGRAL CON CHAMPIÑONES

Preparar el arroz siguiendo la receta del Arroz integral perfecto y preparar asimismo Champiñones salteados. Cuando el arroz esté cocido, añadirle los champiñones y la salsa. Se sirve con una ensalada abundante. Salen un mínimo de 2 y un máximo de 4 raciones.

ARROZ INTEGRAL FRITO N.º 1

> 2 cucharadas de aceite de oliva sin refinar
> 1/2 kilo de champiñones
> 1 zanahoria
> 1 brécol cocido al vapor, sin los tronchos gruesos
> 6 tazas de arroz integral cocido
> 1 pastilla de caldo vegetal disuelta en 1 taza de agua hirviendo o 1 taza de caldo de las setas
> 2 cucharadas de tamari o 4 cucharadas de salsa de soja

Lo ideal es preparar esta receta en un *wok*, utensilio de la cocina china, pero si no se dispone de él puede utilizarse una sartén grande o una cacerola de mango largo.

Calentar el aceite en la cacerola y agregarle los champiñones en rodajas. (Si emplea setas secas, debe remojarlas antes en 2 tazas de agua durante 1/2 hora por lo menos. Cuando están blandas, quitarles el pie y cortar en láminas las cabezas. Reservar 1 taza del líquido del remojo para echarlo en el arroz, colándolo a través de un paño fino.) Rehogar las setas o champiñones.

Rallar la zanahoria con un rallador grueso y echarla en la cacerola, rehogándola hasta que se ponga tierna. Cortar el brécol partiendo los ramilletes en sentido vertical y echarlo en la cacerola. Incorporar el arroz y continuar rehogando y removiendo para mezclar bien los ingredientes. Añadir el caldo vegetal o el líquido de remojar las setas, en la cantidad necesaria para mojar todo el arroz. Agregar el tamari o la salsa de soja y mezclar bien. Son 4 raciones muy abundantes.

ARROZ INTEGRAL FRITO N.º 2

        1 diente de ajo
        1 taza de guisantes frescos o congelados
        1 zanahoria
        1 brécol
        2 cucharadas de aceite de oliva sin refinar
      1/2 taza de agua
   1 o 2 cucharadas de tamari
      1/4 cucharadita de especias chinas (cinco especias)
        1 manojo de escalonias
      1/4 kilo de champiñones frescos
        6 tazas de arroz integral cocido al vapor
        2 tazas de brotes de soja

Preparar las verduras picando el ajo, desgranando los guisantes y cortando la zanahoria en cubitos. Utilizar solamente los
5 cm superiores del brécol cortándolos en sentido vertical. Calentar 1 cucharada de aceite en la cacerola o sartén, rehogando
primero el ajo hasta que esté tierno, luego los guisantes y la zanahoria durante unos minutos sin dejar de remover, y después
añadir el brécol y continuar hasta que todas las verduras estén
recubiertas de aceite y de color vivo. Verter el agua y el tamari,
añadir las cinco especias chinas y esperar a que hierva. Bajar el
fuego, tapar la cacerola y dejar cocer entre 10 y 15 minutos removiendo de cuando en cuando.

Mientras tanto, preparar las verduras restantes. Cortar las escalonias en trozos de 1 cm, utilizando también parte del tallo
verde. Cortar los champiñones en finas rodajas. Si se puede conseguir champiñones shiitake frescos (que se suelen encontrar en
los mercados orientales) cortar en rodajas algo más gruesas
pues se abren un poco al cocerlos.

Quitar las verduras y su jugo de la sartén o cacerola. Echar
en ella la cucharada de aceite restante y rehogar las escalonias
hasta que se ablanden, luego añadir los champiñones y sofreír
brevemente. Agregar poco a poco el arroz y continuar rehogando y removiendo hasta que la totalidad del arroz se haya ca-
lentado. Incorporar con cuidado las verduras cocidas reservando el líquido. Agregar finalmente los brotes de soja y verter
encima el líquido reservado. Rectificar de sal y aderezo. Tapar la

cacerola y dejar cocer durante 5 minutos a fuego lento, cuidando de que no se apelmace el arroz. Son 3 raciones.

ARROZ BASMATI CON SALSA DE CALABACINES

Cuando se está cociendo, el arroz basmati tiene un aroma realmente irresistible. Su sabor fuerte y especial le encantará. La delicada salsa de calabacines es un complemento perfecto para este arroz porque no enmascara su sabor.

Preparación del basmati:

> 2 tazas de arroz basmati
> 4 tazas de agua
> 1 o 2 cucharadas de aceite de oliva sin refinar
> 1 cucharadita de sal marina

Eche directamente el arroz en una cacerola grande cuya tapa ajuste bien. Seguidamente añada el agua, el aceite y la sal. Remueva un poco hasta que rompa a hervir, entonces tape bien la cazuela. El arroz ha de hervir a fuego lento durante 17 minutos. Destape y esponje el arroz con un tenedor. Son 3 o 4 raciones pero si sobra algo puede agregarse a una ensalada.

Preparación de la salsa de calabacines:

> 3 cucharadas de aceite de oliva sin refinar
> 1 ½ kilo de calabacines, a ser posible de la variedad pequeña
> 1 cucharadita de orégano
> 1 pastilla de caldo vegetal
> 1 taza de agua

Calentar el aceite en una cacerola de paredes gruesas. Trinchar en trozos medianos los calabacines y rehogarlos un momento, removiendo para que se recubran bien de aceite. Añadir la pastilla de caldo, el orégano y el agua sin dejar de remover hasta que hierva para que el caldo se disuelva del todo. Tapar y dejar hervir a fuego lento entre 5 y 10 minutos, o bien hasta que los calabacines estén tiernos y formen una salsa espesa. Esta salsa se vierte sobre el arroz caliente servido en cuencos individuales. Son 4 raciones.

RECONFORTANTE PLATO INVERNAL

2 cucharadas de aceite de oliva sin refinar
2 zanahorias cortadas en daditos
2 tallos de apio cortados en rodajas
1 diente de ajo, picado
12 setas secas, remojadas durante 1/2 hora al menos
1/2 cucharadita de curry (optativo)
1 taza de arroz integral
1/2 taza de lentejas
1/2 taza de guisantes partidos
2 calabacines cortados en rodajas
6 tazas de agua
2 tazas del líquido en que se han remojado las
setas, colado a través de un paño fino
1 pastilla de caldo vegetal

Calentar el aceite en una cazuela grande y gruesa y añadir las zanahorias, el apio y el ajo. Cortar en rodajas las cabezas de las setas y añadirlas a las verduras, espolvoreando con el curry. Incorporar después el arroz, las lentejas y los guisantes y remover bien. Finalmente agregar los calabacines, el agua, el líquido de remojar las setas y el caldo vegetal revolviendo para que éste se disuelva. Tapar bien y dejar hervir a fuego lento durante 50 minutos. Es un plato sabroso y nutritivo que gusta mucho a los niños. Casa muy bien con una ensalada verde. Son 4 raciones.

CUSCÚS CON VERDURAS

1 cebolla picada
1/2 taza de apio picado fino
2 zanahorias grandes, cortadas en rodajas de 1/2 cm
2 tazas de guisantes frescos o congelados
1 coliflor grande, dividida en ramilletes
1 pastilla de caldo vegetal
2 tazas de agua hirviendo
1 brécol grande dividido en ramilletes
1 calabacín grande o 3 pequeños, cortados en rodajas
6 patatas nuevas, a medio cocer y partidas en
  rodajas (optativo)
2 cucharadas de mantequilla
2 cucharadas de aceite de oliva sin refinar
1/2 cucharadita de tomillo
1 paquete o 2 tazas de cuscús (en las tiendas
  de dietética)
2 tazas de agua hirviendo
1/4 taza de mantequilla
1 cucharadita de sal marina, sal con sabor
  o sustituto de sal

Limpiar y cortar las verduras. En una cacerola grande y gruesa, derretir la mantequilla y calentar el aceite. Rehogar a fuego lento la cebolla y el apio, luego añadir las zanahorias y seguir removiendo durante unos minutos. Añadir los guisantes y la coliflor. Disolver la pastilla de caldo vegetal en agua hirviendo y verterla en la cazuela. Cubrir bien y dejar cocer a fuego lento durante 5 minutos. Agregar el brécol y dejar cocer durante otros 5 minutos, con la cazuela siempre tapada. Incorporar los calabacines y las patatas a medio cocer y dejar hervir a fuego lento, tapando bien, 5 minutos más o hasta que las verduras estén del todo cocidas, tiernas pero no deshechas.

Preparación del cuscús:

La mayoría de los paquetes de cuscús llevan impresas las indicaciones para su empleo. Por mi parte, puedo aconsejarles el siguiente procedimiento que he empleado con éxito. Verter el contenido del paquete en una cacerola de paredes gruesas. Añadir 2 tazas de agua hirviendo, 1/4 taza de mantequilla y 1 cucharadita de sal marina o sal con sabor. Remover mientras hierve hasta que el agua se haya absorbido y el cuscús quede esponjoso.

Antes de servir, mezclar bien el cuscús con las verduras y presentarlo en grandes cuencos de madera. Las sobras son también riquísimas al día siguiente. Son entre 4 y 6 raciones.

En esta receta, el cuscús se acompaña con un estofado de verduras, pero cualquier verdura al vapor puede servirle de salsa. Puede utilizar cualquiera de las dos salsas recomendadas, la Salsa de calabacines o un Combinado de verduras cocidas al vapor. Por otro lado, el cuscús puede servirse como acompañamiento para el Brécol al vapor con salsa de mantequilla y limón, añadiendo una ensalada. Hay infinitas combinaciones y posibilidades.

SALSA DE VERDURAS VARIADAS

2 cucharadas de aceite de oliva sin refinar
2 dientes de ajo
1 cebolla
1 tallo de apio
2 zanahorias grandes
1/2 kilo de judías verdes
1 coliflor
1 pastilla de caldo vegetal
1 taza de agua
1/2 cucharadita de hierbas aromáticas
Sal marina, sal con sabor o sustituto de sal

Calentar el aceite en una cacerola gruesa. Picar el ajo y la cebolla y sofreírlos a fuego lento. Cortar el apio y las zanahorias y rehogarlas también. Quitarles las puntas a las judías verdes y partirlas en trozos de 1 cm. Quitarle el troncho a la coliflor y cortar el resto en trocitos. Rehogar las judías verdes y la coliflor junto con las demás verduras removiendo bien para que se mezclen. Añadir la pastilla de caldo y el agua y revolver hasta que rompa el hervor. Agregar las hierbas y la sal y dejar cocer, tapado y a fuego lento, durante 15 minutos o hasta que las verduras estén tiernas.

Esta salsa puede utilizarse para acompañar el arroz integral, el arroz basmati y el cuscús.

SALSA DE BRÉCOL Y PATATAS

> 2 cucharadas de aceite de oliva sin refinar
> 2 dientes de ajo
> 1 cebolla
> 2 zanahorias
> 1 tallo de apio
> 3 o 4 patatas nuevas grandes
> 1 pastilla de caldo vegetal
> 1 ½ taza de agua
> 4 tazas de brécol en trozos (1 grande
>   o 2 pequeños), desprovisto de los tronchos
> 1 cucharadita de finas hierbas
>   Sal marina, sal con sabor o sustituto de sal

Calentar el aceite en una cacerola o sartén, grande y de paredes gruesas. Picar el ajo y la cebolla y rehogarlos en el aceite. Cortar en trocitos las zanahorias y el apio, partir las patatas en cubitos y sofreírlos con el ajo y la cebolla durante unos minutos hasta que las verduras se ablanden. Añadir la pastilla de caldo y el agua, remover hasta que rompa a hervir, y entonces tapar y dejar hervir a fuego lento durante 10 minutos. Incorporar el brécol, las hierbas aromáticas y la sal y dejar hervir, bien tapado, durante 10 minutos más. Las verduras deben estar tiernas y la salsa espesa.

6

RECETAS PARA FIESTAS Y FINES DE SEMANA

Platos divertidos de preparar y saborear

Las fiestas son parte integral de nuestra tradición social. Por desgracia, en los últimos años la gente ha perdido interés en las fiestas caseras y va tomando cada vez más la costumbre de reunirse en restaurantes. Pero aunque cenar de cuando en cuando en un restaurante está muy bien, desde el punto de vista de la salud, la alegría y la dedicación que entraña cocinar para uno mismo, los allegados y amigos, nos aportan beneficios que ningún restaurante puede igualar. En esta época de hornos de microondas y alimentos químicamente tratados, es más importante controlar los ingredientes de nuestras comidas y el modo de prepararlas.

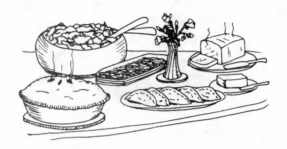

RECETAS PARA FIESTAS

Las recetas que siguen son sugerencias especiales para fines de semana, fiestas y comidas de vacaciones, pues muchas de ellas requieren más tiempo de preparación que las ensaladas, las verduras cocidas o los granos. Y como suele ocurrir en estos casos, la mayoría de ellas exige también una digestión más larga. Por consiguiente, pruebe estas recetas cuando disponga del tiempo necesario para cocinar con calma y disfrutar haciéndolo, y cuando su organismo pueda asimilarlas con tranquilidad. Encontrará que son divertidas de preparar y de comer.

«TOSTADA» DE CALIFORNIA

Esta espléndida ensalada contiene de todo y constituye un plato único con el cual se puede obsequiar a los invitados ofreciéndoles un menú al estilo mexicano. Puede acompañarse con arroz integral al vapor y judías pintas fritas.

2 *tazas de judías verdes cortadas en trocitos de*
1 *cm o de guisantes frescos*
2 *tazas de zanahorias en rodajas*
2 *tazas de coliflor partida en ramilletes*
2 *tazas de brécol partido en ramilletes*
1 *lechuga romana*
1 *manojo de espinacas*
1 *pepino*
2 *tomates grandes*
2 *tazas de brotes de alfalfa*
1/2 *cucharadita de sal marina, sal con sabor o*
 sustituto de sal
1/2 *cucharadita de orégano*
1 *pellizco de tomillo*
1/4 *taza de ketchup endulzado con miel*
3/4 *taza de mahonesa*
2 *paquetes de «chips» de maíz*
16 *aceitunas verdes o negras*
1 *aguacate maduro cortado en lonchas*

Coloque las judías verdes (o guisantes) y las zanahorias en un recipiente especial para cocer al vapor y déjelas cocer durante 10 minutos. Añádales la coliflor y el brécol y deje hervir otros 10 minutos o hasta que todas las verduras estén tiernas. Póngalas a enfriar aparte mientras prepara la ensalada.

Corte en trozos la lechuga, pique las espinacas y mézclelas con la lechuga en una ensaladera grande de madera. Pele y corte el pepino en cubitos de 1 cm. Divida el tomate en gajos y póngalo en la ensaladera junto con el pepino. Disponga los brotes de alfalfa en círculo junto a los bordes de la ensaladera (para que no se ablanden al añadir las verduras cocidas) y sazone con la sal, el orégano y el tomillo.

Bata el ketchup con la mayonesa. Esta ensalada contiene

tantos sabores que no necesita un aderezo más complicado. Sin embargo, utilice las marcas de ketchup y mayonesa que no contengan azúcar (sólo miel) y que encontrará en las tiendas de dietética. Tienen mejor sabor.

Ahora proceda a preparar las «tostadas». Incorpore las verduras al vapor a la ensalada, vierta el aderezo y mezcle bien pero suavemente. Disponga sobre la mesa 4 o 5 fuentes grandes y extienda en el fondo una capa generosa de «chips» de maíz. Deposite sobre ellos una buena ración de ensalada, y decore con aceitunas y lonchas de aguacate.

Este plato es muy apropiado para los días de calor. A los niños les encanta, y es muy fácil de servir porque sólo se necesita un plato para cada comensal.

NOTA: Cualquiera de las verduras puede ser sustituida por maíz desgranado.

«BURRITOS» CON JUDÍAS

2 tazas de judías pintas
7 tazas de agua
1 diente de ajo
1 hoja de laurel
1 cucharadita de sal marina
6 «tortillas» de harina de trigo o chapatis

Lave cuidadosamente las judías y póngalas a remojar en agua fría durante varias horas o bien colóquelas en una cazuela de paredes gruesas, añada el agua y hágalas hervir durante 1 minuto antes de apagar el fuego; déjelas reposar 1 hora en la misma agua. Cuando se hayan hinchado un poco, haga hervir de nuevo el agua a la que habrá añadido esta vez el ajo y el laurel. No sazone con sal hasta más tarde pues la sal endurecería las judías. Deben cocer, bien tapadas y a fuego mediano-lento, durante aproximadamente 1 ½ hora o hasta que las judías estén blandas. *No las escurra.*

En la misma cazuela en que han hervido, vaya aplastando las judías con el dorso de una cuchara grande hasta convertirlas en una pasta que haya absorbido casi toda el agua. Extraiga la hoja de laurel, pero puede dejar el ajo porque dará más sabor a las judías. Añada la sal y siga aplastando las judías, siempre a fuego lento para que no se sequen. Cuando la masa esté a punto, empiece a confeccionar los «burritos».

En una sartén o cacerola de mango largo, caliente una «tortilla» hasta que esté blanda y manejable. Disponga en su centro una cucharada de judías y doble los extremos opuestos de la «tortilla» para cerrar bien el «burrito». Siguiendo esta receta obtendrá 6 sustanciosos «burritos», generalmente se calculan 2 por persona. Acompañe este plato con la Ensalada básica diaria, que ayudará a digerirlo.

FIDEOS FINOS DE VERDURAS CON COLIFLOR EN SALSA DE CREMA Y ALBAHACA

  1 coliflor sin el troncho central, cortada en ramilletes
  1/2 kilo de fideos finos vegetales (de espinacas,
      zanahorias, etc., o una combinación de colores)
  5 cucharadas de mantequilla
  1 cucharadita de ajo, picado
  1 taza de crema de leche espesa
  1/2 cucharadita de sal marina (optativo)
  1 taza de albahaca fresca picada
      Pimienta recién molida a discreción

Cueza al vapor la coliflor durante 10 minutos o hasta que la note tierna al pincharla con la punta de un cuchillo. Apártela.

Haga hervir en 3 litros de agua una olla grande. Añádale, si lo desea, 1 cucharadita de sal marina y 1 cucharada de aceite de oliva. Cuando el agua rompa a hervir, eche suavemente la pasta, removiendo bien. El tiempo de cocción es de 1 o 2 minutos para la pasta fresca y 5 minutos para la seca. Escúrrala y aderécela con 1 cucharada de mantequilla.

Derrita la mantequilla restante en una cacerola grande. Añada el ajo y la crema, dejando que esta salsa cueza a fuego lento unos minutos hasta que se espese. Sazone con la sal y la albahaca y remueva bien. Añada la coliflor y déjela cocer despacito unos 2 o 3 minutos, sólo para que se caliente. Incorpore esta coliflor con salsa a la pasta y remueva suavemente, agregando la pimienta recién molida. Sirva de inmediato. Son 5 raciones.

PAN DE MAÍZ CON MIEL

Esta es la mejor receta para esta clase de bizcocho. La he obtenido modificando una que incluía azúcar y sustituyendo la harina blanca por harina integral. El resultado ha sido un éxito. Este pan de maíz casa muy bien con las ensaladas y es un buen complemento para sus *buffets* fríos.

> 1 taza de harina de maíz amarillo
> 1 taza de harina integral de trigo
> 1/2 cucharadita de sal marina
> 1 cucharadita de levadura en polvo
> 1 cucharadita de bicarbonato
> Algo menos de 1/4 taza de miel pura
> 1 huevo
> 1 7/8 tazas de suero de mantequilla

Calentar el horno a 375°. Untar con mantequilla el interior de un molde para horno de unos 20 × 20 cm.

En un cuenco grande, mezclar primero los ingredientes sólidos y verter sobre éllos los líquidos. Remover suavemente pues la pasta para hacer pan de maíz debe quedar un poco grumosa. Hornear una 1/2 hora, hasta que el bizcocho se dore. Para asegurarse de si está cocido, insertar un palillo, que debe salir limpio.

NOTA: La taza de harina de maíz puede sustituirse por 3/4 taza de esta misma harina y 1/4 taza de salvado.

TARTAS Y PASTAS DE VERDURAS

A mi familia le gustan mucho las tartas y los pasteles y por consiguiente he elaborado las siguientes recetas para satisfacerla. Los que hemos descartado de nuestra dieta la fruta cocida por su acción extremadamente ácida en el organismo, no tenemos por qué prescindir de tartas y pastas, ¡podemos rellenarlas con verduras! Hasta que uno las prueba no puede imaginarse lo ricas que son. Pero los rellenos que les sugiero a continuación no son los únicos posibles. Experimente y ponga en práctica sus propias ideas. Si le gusta hornear, preparar pasteles de verduras es una experiencia interesante. A los niños les gustan muchísimo.

TARTA DE VERDURAS AL ESTILO HORTELANO

Preparación de la masa para tarta:

2 tazas de harina de trigo integral para repostería
3/4 taza de mantequilla blanda
1/4 cucharadita de sal marina
De 4 a 6 cucharadas de agua helada

Incorpore a la harina la mitad de la mantequilla, cortándola con dos cuchillos. Sazone con sal, añada la mantequilla restante y siga cortando hasta que la mezcla esté granulosa. Con un tenedor, siga trabajando la masa, sobre la que irá vertiendo una a una las cucharadas de agua helada, hasta que se desprenda de las paredes del cuenco. Amásela apenas para unir y haga con ella una bola, que envolverá en papel encerado dejándola al menos 1/2 hora en la nevera.

3 tazas de patatas nuevas (unas 5 o 6 patatas
   medianas)
2 tazas de zanahorias
4 tazas de brécol partido en ramilletes
1/2 taza de mantequilla
1 cebolla pequeña, bien picada
1/4 taza de apio, bien picado
2 tazas de guisantes
3 tazas de maíz fresco o congelado
1/2 cucharadita de tomillo
1/8 cucharadita de salvia
1/2 cucharadita de sal marina, sal con sabor o
   sustituto de sal
4 cucharadas de harina
1 pastilla de caldo vegetal
2 tazas de crema de leche
1/4 cucharadita de nuez moscada

Cueza al vapor las patatas y las zanahorias enteras, luego córtelas en cubitos de 1 cm. Cueza al vapor los trozos de brécol durante unos 5 minutos, hasta que estén tiernos pero no blandos. Derrita 1/4 taza de mantequilla en una cacerola grande y gruesa. Rehogue en ella la cebolla y el apio hasta que se ablanden. Rehogue seguidamente las patatas y zanahorias durante unos minutos, removiendo de cuando en cuando. Añada los guisantes y el brécol y sofríalos a fuego lento durante unos minutos sin dejar de remover. Añada el maíz y después el tomillo, la salvia y la sal. Luego deje reposar estas verduras para que se enfríen mientras prepara la salsa de crema.

Derrita el $1/4$ de taza de mantequilla restante, mezclando con ella la harina y añadiendo luego el caldo vegetal. Vierta despacito la crema, removiendo sin cesar hasta que la salsa se espese. Agregue entonces la nuez moscada. Incorpore esta salsa a las verduras y deje enfriar mientras prepara la tarta.

Caliente el horno a 400°. Saque la bola de masa de la nevera y pártala por la mitad. Sobre una superficie lisa espolvoreada con harina, estire con el rodillo la mitad de la masa hasta obtener un disco que extenderá en el fondo de una fuente de Pyrex de modo que recubra también los lados. Llene la fuente con las verduras y estire con el rodillo la segunda mitad de la masa. Colóquela sobre las verduras y una los bordes, sellándolos bien con los dedos. Pinche la parte superior con un palillo o tenedor. Si desea que la costra superior quede brillante, bata 2 claras de huevo con 1 cucharada de agua, y con ayuda de un pincel, extienda esta mezcla por la superficie de la tarta. Hornee primero la tarta a 200° durante 5 minutos, luego baje la temperatura del horno a 190° y siga horneándola durante 35 o 40 minutos más o hasta que la costra adquiera un color pardo dorado.

Puede servirse caliente o a temperatura ambiente. Cuanto más fría esté la tarta más fácil será partirla sin que se rompa. Acompáñela con una ensalada verde aderezada con zumo de limón y hierbas aromáticas. Son entre 4 y 6 raciones.

EMPANADILLAS DE SUCCOTASH

1 receta de *Succotash* veraniego, o 1 receta de *Succotash* invernal.

1 receta de masa para tarta.

Prepare el *succotash* varias horas antes o incluso la víspera, pues para rellenar las empanadillas ha de estar a temperatura ambiente. Sobre todo el *Succotash* invernal se conserva perfectamente durante 24 horas.

Preparación de las empanadillas:

Para esta masa, siga las instrucciones de la receta para la Tarta de verduras al estilo hortelano. Mantenga la masa por lo menos 1/2 hora en la nevera, porque estando fría resulta más fácil manipularla. Ha de empezar a preparar las empanadillas alrededor de 1 1/2 hora antes de sentarse a la mesa.

Caliente el horno a 200°. Saque la bola de pasta de la nevera. Según el tamaño de las empanadillas que quiera preparar (medianas o pequeñas para *buffet*), corte la masa primero por la mitad y después saque de cada mitad 4 o 6 trozos menores, para tener 8 empanadillas medianas o 12 pequeñas. Con cada trozo haga una bola y estírela con un rodillo sobre una superficie enharinada dándole un grosor de unos 3 mm. Coloque un montoncito de *succotash* en el centro de cada oblea, doble la masa por la mitad y selle los bordes aplanándolos con el pulgar o estriándolos con un tenedor si desea una forma más decorativa. Disponga las empanadillas en una placa para horno sin engrasar y hornéelas a 200° durante 5 minutos; después baje la temperatura del horno a 190° y déjelas 25 o 30 minutos más o hasta que tomen un color pardo dorado. Déjelas enfriar durante 20 minutos o 1/2 hora antes de servir.

NOTA: Las Empanadillas de *succotash* son deliciosas cuando están frías, de modo que si le sobran algunas, cosa improbable, no vuelva a calentarlas.

CROISSANT FRANCÉS RELLENO DE VERDURAS

Esta receta se me ocurrió un día que trataba de preparar el *strudel* que hace mi suegra, introduciendo algunas modificaciones. Al preparar la masa, sustituí la harina blanca de su receta por harina integral y luego me topé con el problema de variar los ingredientes del relleno. Mientras más lo pensaba, más me atraía la idea de un *strudel* de verduras, de modo que hice el relleno con las verduras que aquel día tenía a mano, y obtuve un resultado estupendo. Lo llamé Croissant francés de verduras, porque la forma que por fin me salió era muy parecida a la de esta pasta típicamente francesa.

Advertencia: Tenga cuidado al doblar la masa para envolver el relleno porque es muy blanda y se abre con facilidad. Si se forman fisuras, ciérrelas pellizcándolas con el dedo o aplicándoles un trocito de masa. Al salir del horno estos defectillos habrán desaparecido.

Masa para el croissant:

1 ½ *taza de harina integral para repostería*
½ *taza de mantequilla, previamente ablandada*
½ *taza de crema de leche*

Mezcle la mantequilla con la harina. Añada la crema y mezcle todo hasta que la harina se humedezca y sea posible hacer una bola con la masa. Amásela suavemente hasta obtener una pasta lisa. Envuélvala herméticamente en una hoja de plástico y póngala a enfriar en la nevera durante 1 hora mientras confecciona el relleno.

Relleno de verduras:

1/4 *taza de mantequilla*
1 *cebolla pequeña*
1 *zanahoria*
8 o 10 *patatas nuevas pequeñas*
1 *brécol grande*
1 *pastilla de caldo vegetal*
1/2 *taza de agua hirviendo*
1/2 *cucharadita de tomillo*
1/2 *cucharadita de sal marina, sal con sabor o*
   sustituto de sal

Derrita la mantequilla en una cazuela de paredes gruesas. Corte la cebolla y la zanahoria en rodajas finas y rehóguelas en la mantequilla hasta que se ablanden. Corte las patatas en rodajas finas y saltéelas hasta que se ablanden, removiendo de cuando en cuando. Pique los ramitos del brécol (necesitará unas 4 tazas) y échelos en la cazuela sin dejar de remover, rehogándolos a fuego lento. Disuelva la pastilla de caldo en la taza de agua hirviendo y viértala sobre las verduras moviéndolas para que se empapen bien. Sazone con el tomillo y la sal y déle otras vueltas más. Cubra con la tapadera y deje que sigan haciéndose las verduras a fuego lento, removiéndolas de vez en cuando, hasta que tengan una consistencia cremosa y espesa. Tardará más o menos 1/2 hora. Este relleno debe estar frío cuando lo envuelva con la pasta porque de lo contrario el calor hará que la pasta se ablande y el relleno se salga.

Preparación del croissant:
Calentar el horno a 200°. Sobre una hoja de papel encerado y enharinado, extender la masa con un rodillo hasta obtener un círculo grande de unos 3 mm de espesor. (Para facilitar esta operación, conviene sujetar el papel al tablero con cinta adhesiva y espolvorearlo con mucha harina a fin de que la masa no se pegue.) Colocar el relleno de verduras sobre el círculo de pasta y a continuación enrollar la masa formando un cilindro que habrá que desprender con cuidado del papel encerado para colocarlo sobre una placa de horno o papel de aluminio sin engrasar. Curvar y alargar los extremos del cilindro dándole forma

de croissant, cerrando bien las puntas para que no se escape el relleno. Si se han producido fisuras, taparlas pellizcando la masa. Para que la costra quede brillante, darle unas pinceladas de clara de huevo batida con 1 cucharada de agua. Hornear a 200° durante 5 minutos y a 190° durante 35 minutos o más hasta que la masa esté ligeramente tostada. Dejar enfriar 1/2 hora al menos antes de servir. Acompañar con una ensalada de espinacas frescas y champiñones aderezada con ajo y hierbas aromáticas. Son 4 raciones.

NOTA: El Croissant francés de verduras puede prepararse con horas de antelación o incluso el día anterior. Queda tan delicioso servido frío como recalentado durante 20 o 30 minutos en el horno.

CRÊPES DE SUERO DE MANTEQUILLA RELLENAS DE CHAMPIÑONES

Todos los ingredientes deben estar a temperatura ambiente. Preparación de la masa de las *crêpes*:

> 1 *taza de harina integral para repostería*
> 1 *huevo*
> 3/4 *taza de suero de mantequilla*
> 1/2 *taza de agua*
> 1/4 *cucharadita de sal marina*
> 2 *cucharadas de mantequilla derretida*

Coloque todos los ingredientes por su orden en el vaso de la batidora. Accione el triturador durante 30 segundos. Párelo para que la masa se asiente y vuelva a accionarlo durante unos 30 o 60 segundos. La masa puede utilizarse de inmediato, pero si se la deja reposar durante 1 hora o 2, las *crêpes* saldrán más tiernas. Salen unas 16 *crêpes*.

Relleno de champiñones con bechamel:

> 1 *receta de Champiñones salteados*
> 2 *cucharadas de mantequilla*

2 *cucharadas de harina integral para repostería*
1/2 *taza de agua*
1 *pastilla de caldo vegetal*
1 *taza de crema de leche*
1/4 *cucharadita de nuez moscada*
2 *cucharadas de mantequilla (optativo)*

Saltear los champiñones en una sartén gruesa y reservarlos.

Para preparar la salsa de crema, derretir las 2 cucharadas de mantequilla en una sartén gruesa y añadirles la harina, removiendo bien. Agregar el agua junto con la pastilla de caldo vegetal y esperar a que hierva hasta que el caldo se disuelva y la salsa se espese. Siempre dándole vueltas, eche poco a poco la crema y deje que la salsa siga espesándose, pero *sin que llegue a hervir*. Mezcle los champiñones con la salsa y déjelos enfriar mientras prepara las *crêpes*.

Caliente una sartén pequeña y con un pincel extienda en el fondo una ligera capa de mantequilla fundida. Vierta aproximadamente 1/4 taza de masa en el centro de la sartén, haciéndola girar para que la masa recubra todo el fondo. Freír unos momentos y darle la vuelta para que la *crêpe* se dore también del otro lado. Una vez hechas todas las *crêpes*, disponga en el centro de cada una varias cucharadas de relleno (más champiñones que crema), enróllelas cerrando sus extremos y colóquelas en una fuente de horno ligeramente recubierta de mantequilla. Vierta el resto de la salsa sobre las *crêpes*, que salpicará con trocitos de mantequilla antes de poner la fuente bajo el «grill» del horno durante 5 minutos. Las *crêpes* combinan muy bien con una abundante ensalada verde aliñada con Aderezo francés auténtico.

SOPA FRÍA DE REMOLACHA AL ESTILO RUSO

> 2 manojos de remolachas
> Zumo de 1 limón pequeño recién exprimido
> 1 cucharada de miel
> 12 patatas nuevas pequeñas
> 2 pepinos
> 1 litro de crema de leche

Esta sopa debe prepararse con mucha anticipación porque debe servirse muy fría.

Quite las hojas a las remolachas y rásquelas con un cepillo. Colóquelas en una olla y cúbralas de agua. Deben hervir a fuego lento hasta que se las puedan atravesar fácilmente con la punta de un cuchillo, aproximadamente 1/2 hora. Déjelas enfriar en la misma agua, y sáquelas de la olla reservando el caldo. Después de pelarlas, ralle las remolachas con un rallador grueso directamente sobre el caldo, del que guardará aparte 1/4 taza. Añada el zumo de limón a la sopa de remolachas. En un cacito, caliente 1/4 taza de caldo y disuelva en él la miel removiendo bien. Añada esta mezcla dulce a la sopa y ponga la sopera o la olla en la nevera durante varias horas o toda la noche.

Media hora antes de servir, cueza al vapor las patatas. Pele y trocee los pepinos y resérvelos. Añada 1 taza de crema de leche a la sopa fría y revuelva bien.

En el momento de servir, coloque dos o tres patatas calientes partidas en cuartos en el fondo de unos cuencos grandes, y con el cucharón vierta una buena porción de sopa helada encima de las patatas calientes. Añada medio pepino en trocitos por persona y remate con un poco de crema. Ponga la crema sobrante en un tazón al alcance de los comensales que deseen servirse más.

La sopa de remolacha, con sus ingredientes tan opuestos, es un plato muy reconfortante y nutritivo. Puede acompañarla con Tostadas de pan integral con ajo o tostadas de pan de centeno y con una ensalada de espinacas y champiñones. Sus invitados le felicitarán. Para 4 comensales.

TOSTADAS DE PAN INTEGRAL CON AJO

> 3 dientes de ajo
> 1/2 taza de mantequilla derretida
> 12 rebanadas de pan integral

Caliente de antemano el «grill». Con el prensa-ajos, aplaste el ajo sobre un tazón. Añada la mantequilla derretida y bata este líquido con un tenedor. Unte las rebanadas de pan por ambas caras con esta mantequilla al ajo y colóquelas en una fuente de horno. Ponga la fuente bajo el «grill» durante 5 minutos hasta que el pan adquiera un tono dorado, sin que se oscurezca demasiado. Deje enfriar ligeramente y corte las rebanadas en diagonal. Son 6 u 8 raciones.

CALABAZA RELLENA

Cierto Día de Acción de Gracias, a mi familia y a mí nos apetecía saborear algo relleno, por más que nos negásemos a participar en la matanza de pavos que tiene lugar en EE.UU. en esta época del año. Un día, yendo de compras, hallamos una calabaza inmensa. Al abrirla y vaciarla de semillas, vimos que era el recipiente ideal para nuestro añorado plato relleno. Con este plato de calabaza puede organizarse un menú de fiesta, compuesto además de Empanadillas de *succotash* o Croissant francés relleno de verduras, con Pan de maíz con miel y una buena ensalada. Este menú de fiesta es tan diferente del tradicional que constituye una deliciosa sorpresa. Resulta elegante y festivo sin dejar de ser una buena combinación que se digiere muy fácilmente.

> 1 *calabaza grande, no demasiado acuosa*
> 12 *rebanadas de pan integral*
> 1/2 *taza de mantequilla*
> 1 *tallo de apio*
> 1 *cebolla*
> 1 *diente de ajo (optativo)*
> 1/2 *cucharadita de salvia seca*
> 1/4 *cucharadita de tomillo*
> 1/4 *cucharadita de finas hierbas*
> *Sal marina, sal con sabor o sustituto de sal*
> 1 *pastilla de caldo vegetal*
> 1/2 *taza de agua hirviendo*

Abra horizontalmente la calabaza y extraiga las semillas. Sepárela mientras prepara el relleno.

Sobre una placa de horno, ponga a tostar las rebanadas de pan en el horno a 200° durante 15 o 20 minutos. Cuanto más seco esté el pan, más ligado quedará el relleno. Mientras se tuesta, derrita la mantequilla en una cacerola grande y de paredes gruesas. Pique el apio, la cebolla y el ajo y saltéelos a fuego mediano-lento hasta que el apio se ablande y la cebolla se vea transparente. Corte el pan en cubitos e incorpórelo a las verduras en la cacerola, revolviendo bien para que el pan se impregne de mantequilla. Añada la salvia, el tomillo, las finas hierbas y la sal. Disuelva la pastilla de caldo en el agua hirviendo y agréguela al relleno, dando vueltas para que todos los ingredientes se empapen.

Ahora ya puede rellenar la calabaza. Caliente el horno a 175°. Disponga el relleno en el interior de las dos mitades de la calabaza, hasta colmarlas. Júntelas con cuidado y átelas rodeando la calabaza con un cordel de cocina. Coloque la calabaza en una fuente de horno, si posee una lo suficientemente grande, y manténgala en el horno durante 1 1/2 hora o hasta que esté muy blanda.

Para servir, quite el cordel y abra la calabaza, ahuecando el relleno con un tenedor. La calabaza puede servirse tal como está o bien extraer el relleno y la pulpa con una cuchara, mezclarlos y servirlos en un gran cuenco de madera. La combinación de sabores de este plato es excepcional. Son de 4 a 6 raciones si se sirve como plato principal, y de 6 a 8 si se utiliza como acompañamiento.

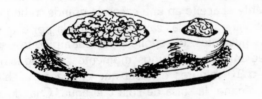

«BURRITO» SIN JUDÍAS

Llamamos «burritos» a estas «tortillas» rellenas de arroz con verduras porque van enrolladas lo mismo que los «burritos». Siempre preparo una gran cantidad de «burritos» sin judías porque como son muy apetitosos y sientan bien, la gente suele repetir. Son asimismo buenísimos al día siguiente.

> 2 tazas de arroz integral cocido al vapor
> 2 cucharadas de aceite de oliva
> 1 cebolla pequeña, picada
> 2 tazas de zanahorias picadas
> 2 tazas de coliflor picada
> 1 taza de guisantes frescos o congelados
> 2 tazas de repollo picado
> 2 tazas de champiñones troceados (optativo)
> 1/4 cucharadita de orégano
> 3 cucharadas de salsa de soja
> 1 taza de agua
> 3 cucharadas de tahin (puré de sésamo, en tiendas macrobióticas)
> 12 «tortillas» de trigo o chapatis

Prepare el arroz siguiendo la receta del Arroz integral perfecto. Caliente el aceite en una cacerola grande, rehogando primero la cebolla y luego las zanahorias. Añada por este orden la coliflor, los guisantes, el repollo y los champiñones, sofriendo cada ingrediente durante unos momentos. Rehóguelos juntos durante 5 o 10 minutos o hasta que empiecen a ablandarse. Añada el orégano, la salsa de soja y el agua. Cuando rompa a hervir, tape la cacerola y deje cocer a fuego lento hasta que las verduras estén tiernas, aproximadamente 10 minutos. Cuando estén a punto y el arroz se haya enfriado un poco, mézclelo todo agregando el tahin y removiendo bien. El tahin ayuda a ligar la mezcla.

Ahora puede pasar a confeccionar los «burritos». Pase una a una las «tortillas» por una sartén caliente y seca, unos segundos por cada lado, sin dejar que se tuesten ni sequen. Coloque cada «tortilla» sobre una lámina de plástico o papel de aluminio de unos 30 cm de lado. Antes de rellenarla, puede untar la «tortilla» con un poco de mantequilla fundida, si lo desea. Coloque 5 o 6 cucharadas colmadas de relleno en el centro de la «tortilla». Doble un poco los bordes y enrolle la «tortilla» comprimiendo bien el relleno. Luego envuelva apretadamente el «burrito» en la lámina de plástico o de aluminio.

Envueltos de este modo, los «burritos» se guardan y se sirven fácilmente y son muy adecuados para una comida de fiesta porque se pueden preparar incluso el día anterior. Acompáñelos con una buena ensalada, o si se trata de un *buffet* para muchos invitados, puede incluir en el menú Ensalada de guisantes y zanahorias y Sopa de crema de coliflor.

TEMPURA DE VERDURAS

Se puede usar muchas verduras para preparar la *tempura*: zanahorias, brécol, judías verdes, boniatos, calabacines y muchas otras. Si utiliza una hortaliza con inflorescencia, como el brécol, la pasta debe quedar bastante líquida, mientras que para las zanahorias, judías verdes y otras verduras de superficie lisa, debe ser más espesa y cremosa. La *Tempura* de verduras es un complemento perfecto para una comida compuesta de sopa y ensalada. La *tempura* de zanahorias tiene un sabor sorprendente y delicioso.

> 1 *huevo batido*
> 2 *tazas de harina integral para repostería*
> ½ *cucharadita de sal marina*
> 2 ½ *tazas de agua helada*
>   *Zanahorias, según el número de comensales*
> 1 *litro de aceite de oliva sin refinar*

Mezcle los 4 primeros ingredientes para formar la pasta y póngala a enfriar mientras corta las zanahorias en bastoncillos largos y delgados, algo más gruesos que una cerilla. No escatime en la cantidad porque comprobará lo rápido que desaparecen en cuanto los ponga sobre la mesa.

En un *wok* o puchero, caliente el aceite hasta que al echar en él una gota de pasta, ésta crepite. Remoje los bastoncillos de zanahoria en la pasta y con ayuda de la espumadera deposítelos en el aceite caliente. Al freír, primero se hundirán en el aceite y luego subirán a la superficie. Cuando floten y tengan un color dorado, sáquelos y déjelos escurrir sobre servilletas de papel. Se sirven calientes acompañados de una o varias salsas: tamari, salsa de soja o aderezo chino.

El mismo proceso ha de seguir con las demás verduras. Corte verticalmente los ramilletes del brécol, y los pepinos en bastoncillos. Los boniatos van en rodajas, las cebollas en aros, los champiñones en láminas y las judías verdes en trocitos. Generalmente no se utilizan más de tres verduras diferentes en la *tempura*.

CHOW MIEN FÁCIL

$1/4$ kilo de espaguetis de trigo integral
$1/4$ kilo (3 tazas) de brotes de soja
2 cucharadas de salsa de soja
2 cucharadas de tamari
1 cucharada de miso blanco o amarillo
$1/2$ cucharadita de aceite de sésamo tostado (optativo)
2 cucharadas de aceite de oliva sin refinar
$1/2$ cebolla cortada en rodajas
$1/2$ cucharadita de sal marina, sal con sabor o
   sustituto de sal
   Pimienta recién molida a voluntad

Para cocer los espaguetis, siga las instrucciones del paquete. Páselos bajo el chorro de agua fría y resérvelos. Escalde los brotes durante 1 minuto, escúrralos y resérvelos. Caliente el *wok* o caldero a fuego mediano-fuerte. Mientras tanto confeccione la salsa mezclando la soja, el tamari, el miso y el aceite de sésamo; resérvela. Vierta el aceite de oliva en el caldero inclinándolo de un lado a otro para que el aceite recubra las paredes. Rehogue la cebolla hasta que se vuelva transparente, agregue entonces los espaguetis y remueva bien. Añada los brotes de soja y siga removiendo. Vierta la salsa sobre la preparación y mezcle bien, sazonando con sal y pimienta recién molida, si lo desea. Son de 4 a 6 raciones.

7

LO QUE DEBEMOS TENER PRESENTE

SIMPLES PRINCIPIOS FUNDAMENTALES

Beber siempre los zumos de frutas y de verduras frescas con el estómago vacío. Tomar una ensalada diaria. Consumir alimentos que contengan mucha agua. Utilizar siempre ingredientes puros, frescos y sin refinar. Que cada comida sea una experiencia agradable, saludable y feliz.

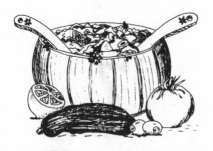

LO QUE DEBEMOS
TENER PRESENTE

Ahora que ha acabado de leer el libro que le servirá de guía en su periplo en pos de la SALUD, ya dispone de bastante información nueva. Recuerde que es importante beber zumos, que poco a poco deben ir reemplazando sus bebidas habituales. Si es consciente de la energía que le aportan los zumos de frutas y del alimento que le proporcionan los zumos de verduras, su organismo acabará reclamando estas bebidas en detrimento del café, el té, el alcohol u otras bebidas que causan adicción.

Recuerde que la fruta debe consumirse sola, *con el estómago vacío*. Las frutas y sus jugos limpiarán su cuerpo y eliminarán el exceso de peso que desea perder. También le purificarán la piel, borrando las manchas antiestéticas. Perderá usted su aspecto cansado y aparecerá radiante de vitalidad.

Acostúmbrese a no prescindir de la ensalada, que después de la fruta es el alimento que más agua contiene. Conviértase en un adicto a la ensalada saboreando una cada día. Y acostúmbrese a utilizar las ensaladas para superar esos antojos de comidas más pesadas que aún pueden asaltarle.

Acuérdese de combinar adecuadamente los alimentos. La fruta debe tomarse sola. Si desea consumir proteínas pesadas, combínelas con ensalada o verdura al vapor. Si le apetece tomar hidratos de carbono, combínelos también con ensalada o verduras al vapor. *No combine nunca las proteínas con los hidratos de carbono.* Esta combinación retrasa considerablemente el proceso digestivo, y le impide perder peso o mejorar su estado de salud.

Al prepararse la comida, utilice los ingredientes más puros que encuentre en el mercado. Evite los alimentos refinados y tratados por procedimientos químicos. Compre fruta y verdura fresca, no enlatada ni congelada. No use azúcar blanca, harina blanca ni arroz blanco.

Experimente modificando a su gusto las recetas de este libro. No dude en cambiar las verduras y granos sugeridos por otros de su preferencia, pues una de las ventajas de una dieta sana es su flexibilidad. Usted no está atrapado en la disciplina de un régimen prescrito, sino que puede aprovechar los productos de temporada y guiarse por sus propios gustos para elaborar sus menús. Disfrute de la gran variedad de ensaladas e invéntese otras. Cuando tenga que consumir alimentos más ricos y pesados, prepare los platos de la dieta de transición. Y ponga en práctica los menús de fiesta, pues están elaborados especialmente para satisfacer la apetencia de manjares más pesados. Disfrútelos sin reticencias.

Espero haber contribuido a hacer que el hábito de comer se haya convertido para el lector en una experiencia placentera y sobre todo mucho más provechosa para su salud.

OJALÁ SU VIDA SEA CADA DÍA MÁS SANA